Smakowita Niska Sód

Książka Kulinarna dla Zdrowego Stylu Życia

Anna Kowalska

Spis treści

Brokuły z indyka i kminek 12

gruby kurczak 13

Kurczak z karczochami imbirowymi 14

mieszanka indyka i papryki 15

Udka z kurczaka i warzywa z rozmarynem 16

Kurczak z marchewką i kapustą 18

Kanapka z bakłażanem i indykiem 19

Proste omlety z indyka i cukinii 21

Zapiekanka z kurczaka z papryką i bakłażanem 22

Pieczony indyk z octem balsamicznym 24

Mieszanka Cheddar z Indykiem 25

indyk z parmezanem 26

Kremowa mieszanka kurczaka i krewetek 27

Indyk Wymieszaj z bazylią i gorącymi szparagami 28

Indyk miesza się z orzechami nerkowca 29

indyk i jagody 30

Pierś z kurczaka w pięciu smakach 31

Indyk z pikantnymi warzywami 32

Pieczarki Z Kurczakiem I Chili 33

Chili Kurczak Pomidorowe Karczochy 34

Mieszanka kurczaka i buraków 36

Indyk z sałatką z selera 37

Mieszanka udek z kurczaka i winogron 38

Indyk i jęczmień cytrynowy 39

Indyk z mieszanką buraków i rzodkiewki 41

Mieszanka wieprzowa czosnkowa 43

Paprykowa wieprzowina z marchewką 44

Wieprzowina z imbirem i cebulą 45

Wieprzowina z kminkiem 47

Mieszanka wieprzowo-warzywna 48

Gulasz wieprzowy z tymiankiem 49

Wieprzowina z kokosem i selerem 53

Mieszanka wieprzowa i pomidorowa 54

Kotlety schabowe z szałwią 55

Tajska wieprzowina i bakłażan 56

Szczypiorek wieprzowy i limonkowy 58

wieprzowina balsamiczna 59

pesto wieprzowe 60

papryka wieprzowa i pietruszka 62

mieszanka kminku i jagnięciny 63

Wieprzowina z rzodkiewkami i fasolką szparagową 64

Jagnięcina z kopru włoskiego i grzybów 65

Gulasz wieprzowy i szpinak 67

Wieprzowina z awokado 69

Mieszanka wieprzowa i jabłkowa 70

Cynamonowe kotlety schabowe 71

Kokosowe kotlety schabowe 72

Wieprzowina z mieszanymi brzoskwiniami 73

Jagnięcina z kakao i rzodkiewkami 74

Wieprzowina z cytryną i karczochami 75

Wieprzowina z sosem kolendrowym 77

Wieprzowina z mieszanką mango ... 79
Słodkie ziemniaki wieprzowe z rozmarynem i cytryną ... 80
Wieprzowina z ciecierzycą ... 81
Kotleciki jagnięce z jarmużem ... 82
chili, jagnięcina ... 83
Wieprzowina Z Porem I Papryką ... 84
Kotlety schabowe i groszek ... 85
kukurydza wieprzowa i mięta ... 86
jagnięcina z koperkiem ... 87
Kotlety schabowe z ziele angielskie i oliwkami ... 88
Włoskie kotlety jagnięce ... 89
Ryż z wieprzowiną i oregano ... 90
kulki wieprzowe ... 91
Wieprzowina i endywia ... 92
Rzodkiew wieprzowa i szczypiorek ... 93
Smażone klopsiki szpinakowo-miętowe ... 94
Klopsiki i sos kokosowy ... 96
Soczewica i wieprzowina z kurkumą ... 98
Smażona jagnięcina ... 99
Wieprzowina z burakami ... 100
jagnięcina i kapusta ... 101
Jagnięcina z kukurydzą i okrą ... 102
Wieprzowina z musztardą i estragonem ... 103
Wieprzowina z kiełkami i kaparami ... 104
Wieprzowina z brukselką ... 105
Mieszanka gorącej wieprzowiny i fasolki szparagowej ... 106
jagnięcina z komosą ryżową ... 107

Bułka z jagnięciną i bok choy 108

Wieprzowina z okrą i oliwkami 109

Wieprzowina i kapary Jęczmień 110

Mieszanka wieprzowiny i zielonej cebuli 111

Gałka muszkatołowa wieprzowa i czarna fasola 112

Kapary z łososiem i koperkiem 114

Sałatka Z Łososiem I Ogórkiem 115

Tuńczyk i szalotka 116

mieszanka miętowego dorsza 117

Dorsz i pomidory 118

Tuńczyk z papryką 119

dorsz pomarańczowy 120

Łosoś bazyliowy 121

Dorsz i biały sos 122

Halibut i rzodkiewka są mieszane 123

Mieszanka łososia i migdałów 124

Dorsz i brokuły 125

Mieszanka imbirowego okonia morskiego 126

Łosoś i fasolka szparagowa 127

smażona musztarda 128

Mieszanka Bok Choy 129

Mieszanka fasolki szparagowej i bakłażana 130

Mieszanka oliwek i karczochów 131

Dip z kurkumy i pieprzu 132

Krem do soczewek 133

prażone orzechy 134

kwadraty żurawinowe 135

różyczki kalafiora 136
Miski na nasiona i migdały 137
Frytki 138
Dip z jarmużu 139
chipsy z buraków 140
dip z cukinii 141
Mieszanka nasion i jabłek 142
Krem dyniowy 143
Krem szpinakowy 144
Sos z oliwek i kolendry 145
Dip ze szczypiorku i buraków 146
sos ogórkowy 147
dip z ciecierzycy 148
dip oliwny 149
Dip cebulowo-kokosowy 150
Orzeszki piniowe i dip kokosowy 151
Sos z rukoli i ogórka 152
DIP serowy 153
Dip jogurtowy z papryką 154
sos kalafiorowy 155
Krem z krewetek 156
sos brzoskwiniowy 157
chipsy marchewkowe 158
Ukąszenia szparagów 159
Pieczone miseczki figowe 160
Sos z kapusty i krewetek 161
łódeczki z awokado 162

dip cytrynowy 163

dip ze słodkich ziemniaków 164

Dip fasolowy 165

Dip z zielonej fasolki 166

Krem marchewkowy 167

Keczup 168

miseczki z łososiem 169

Sos pomidorowy i kukurydza 170

Pieczone grzyby 171

Rozsiewanie fasoli 172

Sos z kolendry i kopru włoskiego 173

Ukąszenie brukselki 174

Ukąszenia orzechów balsamicznych 175

chipsy z rzodkiewki 176

Sałatka z pora i krewetek 177

dip z pora 178

Sałatka pieprzowa 179

krem z awokado 180

sos kukurydziany 181

słupki fasoli 182

Mieszanka pestek dyni i chipsów jabłkowych 183

Dip pomidorowo-jogurtowy 184

Miseczki z burakami cayenne 185

Miski z orzechem włoskim i pekanem 186

Muffinki z łososiem i pietruszką 187

Piłki do squasha 188

Miseczki cebulowe z serem perłowym 189

batoniki brokułowe 190

Sos ananasowo-pomidorowy 191

Mieszanka indyka i karczocha 193

mieszanka indyka z oregano 194

pomarańczowy kurczak 195

Indyk czosnkowy i grzyby 196

Patelnia z kurczakiem i oliwkami 197

Mieszanka balsamiczna z indykiem i brzoskwiniami 198

Kokosowy kurczak i szpinak 199

Wymieszaj kurczaka i szparagi 201

Kremowy indyk i brokuły 202

Mieszanka zielonej fasolki z kurczakiem i koperkiem 203

cukinia z kurczakiem i chilli 204

Mieszanka kurczaka z awokado 206

Turcja i Bok Choy 207

Mieszanka kurczaka z czerwoną cebulą 208

Ryż i Gorący Indyk 209

Kurczak i por cytrynowy 211

Indyk z mieszanką kapusty włoskiej 212

Kurczak ze szczypiorkiem paprykowym 214

Sos z kurczakiem i musztardą 216

Mieszanka selera z kurczakiem 217

Indyk cytrynowy z młodymi ziemniakami 219

Kurczak z musztardą 221

Pieczony kurczak i jabłka 222

Brokuły z indyka i kminek

Czas przygotowania: 10 minut.
Czas przygotowania: 30 minut.
Porcje: 4

Składniki:

- 1 czerwona cebula, posiekana
- 1 funt piersi z indyka, bez skóry, bez kości i pokrojony w kostkę
- 2 szklanki różyczek brokułów
- 1 łyżeczka kminku, mielonego
- 3 ząbki czosnku, posiekane
- 2 łyżki oliwy z oliwek
- 14 uncji mleka kokosowego
- Szczypta czarnego pieprzu
- ¼ szklanki posiekanej kolendry

Adresy:

1. Rozgrzej patelnię z oliwą na średnim ogniu, dodaj cebulę i czosnek, wymieszaj i smaż przez 5 minut.
2. Dodać indyka, wymieszać i smażyć przez 5 minut.
3. Dodać brokuły i resztę składników, dusić na średnim ogniu i gotować przez 20 minut.
4. Rozłóż mieszaninę pomiędzy talerzami i podawaj.

Odżywianie: Kalorie 438, Tłuszcz 32,9, Błonnik 4,7, Węglowodany 16,8, Białko 23,5

gruby kurczak

Czas przygotowania: 10 minut.
Czas przygotowania: 30 minut.
Porcje: 4

Składniki:
- 1 funt piersi kurczaka, bez skóry, bez kości i pokrojony w kostkę
- 1 szklanka bulionu z kurczaka o niskiej zawartości sodu
- 1 łyżka oleju z awokado
- 2 łyżeczki zmiażdżonych goździków
- 1 posiekana żółta cebula
- 2 łyżeczki słodkiej papryki
- 3 pomidory pokrojone w kostkę
- Szczypta soli i czarnego pieprzu.
- ½ szklanki posiekanej natki pietruszki

Adresy:
1. Rozgrzej patelnię z olejem na średnim ogniu, dodaj cebulę i smaż przez 5 minut.
2. Dodaj kurczaka i smaż przez kolejne 5 minut.
3. Dodać bulion i resztę składników, doprowadzić do wrzenia i gotować na średnim ogniu przez kolejne 20 minut.
4. Rozłóż mieszaninę pomiędzy talerzami i podawaj.

Odżywianie: Kalorie 324, Tłuszcz 12,3, Błonnik 5, Węglowodany 33,10, Białko 22,4

Kurczak z karczochami imbirowymi

Czas przygotowania: 10 minut.
Czas przygotowania: 30 minut.
Porcje: 4

Składniki:
- 2 piersi z kurczaka, bez skóry i kości, przekrojone na pół
- 1 łyżka startego imbiru
- 1 szklanka pomidorów z puszki, bez dodatku soli, posiekanych
- 10 uncji karczochów konserwowych, bez dodatku soli, odsączonych i poćwiartowanych
- 2 łyżki soku z cytryny
- 2 łyżki oliwy z oliwek
- Szczypta czarnego pieprzu

Adresy:
1. Rozgrzej patelnię z olejem na średnim ogniu, dodaj imbir i karczochy, wymieszaj i smaż przez 5 minut.
2. Dodaj kurczaka i gotuj przez kolejne 5 minut.
3. Dodać pozostałe składniki, doprowadzić do wrzenia i gotować kolejne 20 minut.
4. Rozłóż wszystko pomiędzy talerze i podawaj.

Odżywianie: kalorie 300, tłuszcz 14,5, błonnik 5,3, węglowodany 16,4, białko 15,1

mieszanka indyka i papryki

Czas przygotowania: 10 minut.
Czas przygotowania: 30 minut.
Porcje: 4

Składniki:
- ½ łyżki ziaren czarnego pieprzu
- 1 łyżka oliwy z oliwek
- 1 funt piersi z indyka, bez skóry, bez kości i pokrojony w kostkę
- 1 szklanka bulionu z kurczaka o niskiej zawartości sodu
- 3 ząbki czosnku, posiekane
- 2 pomidory pokrojone w kostkę
- Szczypta czarnego pieprzu
- 2 łyżki posiekanego szczypiorku

Adresy:
1. Rozgrzej patelnię z olejem na średnim ogniu, dodaj czosnek i indyka i smaż przez 5 minut.
2. Dodać ziarna pieprzu i resztę składników, doprowadzić do wrzenia i gotować na średnim ogniu przez 25 minut.
3. Rozłóż mieszaninę pomiędzy talerzami i podawaj.

Odżywianie: Kalorie 313, Tłuszcz 13,3, Błonnik 7, Węglowodany 23,4, Białko 16

Udka z kurczaka i warzywa z rozmarynem

Czas przygotowania: 10 minut.
Czas przygotowania: 40 minut.
Porcje: 4

Składniki:
- 2 funty piersi z kurczaka, bez skóry, bez kości i pokrojonej w kostkę
- 1 marchewka pokrojona w kostkę
- 1 łodyga selera, posiekana
- 1 pokrojony w kostkę pomidor
- 2 małe czerwone cebule, pokrojone w plasterki
- 1 cukinia pokrojona w kostkę
- 2 posiekane ząbki czosnku
- 1 łyżka posiekanego rozmarynu
- 2 łyżki oliwy z oliwek
- czarny pieprz do smaku
- ½ szklanki bulionu warzywnego o niskiej zawartości sodu

Adresy:
1. Rozgrzej patelnię z olejem na średnim ogniu, dodaj cebulę i czosnek, wymieszaj i smaż przez 5 minut.
2. Dodaj kurczaka, wymieszaj i smaż przez kolejne 5 minut.
3. Dodać marchewkę i pozostałe składniki, wymieszać, doprowadzić do wrzenia i gotować na średnim ogniu przez 30 minut.
4. Rozłóż mieszaninę pomiędzy talerzami i podawaj.

Odżywianie: Kalorie 325, Tłuszcz 22,5, Błonnik 6,1, Węglowodany 15,5, Białko 33,2

Kurczak z marchewką i kapustą

Czas przygotowania: 10 minut.
Czas przygotowania: 25 minut.
Porcje: 4

Składniki:
- 1 funt piersi kurczaka, bez skóry, bez kości i pokrojony w kostkę
- 2 łyżki oliwy z oliwek
- 2 marchewki, obrane i starte
- 1 łyżeczka słodkiej papryki
- ½ szklanki bulionu warzywnego o niskiej zawartości sodu
- 1 fioletowa kapusta, posiekana
- 1 posiekana żółta cebula
- czarny pieprz do smaku

Adresy:
1. Rozgrzej patelnię z olejem na średnim ogniu, dodaj cebulę, wymieszaj i smaż przez 5 minut.
2. Dodaj mięso i smaż przez kolejne 5 minut.
3. Dodać marchewkę i pozostałe składniki, wymieszać, doprowadzić do wrzenia i gotować na średnim ogniu przez 15 minut.
4. Rozłóż wszystko pomiędzy talerze i podawaj.

Odżywianie: Kalorie 370, Tłuszcz 22,2, Błonnik 5,2, Węglowodany 44,2, Białko 24,2

Kanapka z bakłażanem i indykiem

Czas przygotowania: 10 minut.
Czas przygotowania: 25 minut.
Porcje: 4

Składniki:
- 1 pierś z indyka, bez skóry i kości, pokrojona na 4 części
- 1 bakłażan pokrojony na 4 plasterki
- czarny pieprz do smaku
- 1 łyżka oliwy z oliwek
- 1 łyżka posiekanego oregano
- ½ szklanki sosu pomidorowego o niskiej zawartości sodu
- ½ szklanki startego niskotłuszczowego sera Cheddar
- 4 kromki pełnoziarnistego chleba

Adresy:
1. Rozgrzej grill na średnim ogniu, ułóż plasterki indyka, skrop połową oliwy, posyp czarnym pieprzem, smaż po 8 minut z każdej strony i przełóż na talerz.
2. Plasterki bakłażana ułożyć na rozgrzanym grillu, skropić resztą oliwy, doprawić także czarnym pieprzem, smażyć po 4 minuty z każdej strony, a także przełożyć na talerz z plastrami indyka.
3. Połóż 2 kromki chleba na blacie, połóż na nich ser, na każdej rozłóż plasterki bakłażana i indyka, posyp oregano, polej sosem i przykryj pozostałymi 2 kromkami chleba.
4. Rozłóż kanapki na talerzach i podawaj.

Odżywianie: Kalorie 280, Tłuszcz 12,2, Błonnik 6, Węglowodany 14, Białko 12

Proste omlety z indyka i cukinii

Czas przygotowania: 10 minut.
Czas przygotowania: 20 minut.
Porcje: 4

Składniki:
- 4 pełnoziarniste tortille
- ½ szklanki odtłuszczonego jogurtu
- 1 funtowa pierś z indyka, bez skóry, bez kości i pokrojona w paski
- 1 łyżka oliwy z oliwek
- 1 czerwona cebula pokrojona w plasterki
- 1 cukinia pokrojona w kostkę
- 2 pomidory pokrojone w kostkę
- czarny pieprz do smaku

Adresy:
1. Rozgrzej patelnię z olejem na średnim ogniu, dodaj cebulę, wymieszaj i smaż przez 5 minut.
2. Dodać cukinię i pomidory, wymieszać i smażyć jeszcze 2 minuty.
3. Dodać mięso z indyka, wymieszać i smażyć kolejne 13 minut.
4. Na każdą tortillę posmaruj jogurtem, dodaj podzieloną mieszankę indyka i cukinii, zwiń, podziel na talerze i podawaj.

Odżywianie: kalorie 290, tłuszcz 13,4, błonnik 3,42, węglowodany 12,5, białko 6,9

Zapiekanka z kurczaka z papryką i bakłażanem

Czas przygotowania: 10 minut.
Czas przygotowania: 25 minut.
Porcje: 4

Składniki:

- 2 piersi z kurczaka, bez skóry i kości, pokrojone w kostkę
- 1 czerwona cebula, posiekana
- 2 łyżki oliwy z oliwek
- 1 pokrojony w kostkę bakłażan
- 1 czerwona papryka, pokrojona w kostkę
- 1 żółta papryka, pokrojona w kostkę
- czarny pieprz do smaku
- 2 szklanki mleka kokosowego

Adresy:

4. Rozgrzej patelnię z olejem na średnim ogniu, dodaj cebulę, wymieszaj i smaż przez 3 minuty.
5. Dodać paprykę, wymieszać i smażyć kolejne 2 minuty.
6. Dodać kurczaka i pozostałe składniki, wymieszać, doprowadzić do wrzenia i gotować na średnim ogniu przez kolejne 20 minut.
7. Rozłóż wszystko pomiędzy talerze i podawaj.

Odżywianie: kalorie 310, tłuszcz 14,7, błonnik 4, węglowodany 14,5, białko 12,6

Pieczony indyk z octem balsamicznym

Czas przygotowania: 10 minut.
Czas przygotowania: 40 minut.
Porcje: 4

Składniki:
- 1 duża pierś z indyka, bez skóry i kości, pokrojona w plasterki
- 2 łyżki octu balsamicznego
- 1 łyżka oliwy z oliwek
- 2 posiekane ząbki czosnku
- 1 łyżka przyprawy włoskiej
- czarny pieprz do smaku
- 1 łyżka posiekanej kolendry

Adresy:
1. Indyka wymieszać z octem, olejem i pozostałymi składnikami w naczyniu do pieczenia, wymieszać, wstawić do piekarnika nagrzanego do 200 stopni F i piec przez 40 minut.
2. Całość rozłóż na talerze i podawaj z sałatką.

Odżywianie: Kalorie 280, Tłuszcz 12,7, Błonnik 3, Węglowodany 22,1, Białko 14

Mieszanka Cheddar z Indykiem

Czas przygotowania: 10 minut.
Czas przygotowania: 1 godzina.
Porcje: 4

Składniki:
- 1 funtowa pierś z indyka, bez skóry, bez kości i pokrojona w plasterki
- 2 łyżki oliwy z oliwek
- 1 szklanka pomidorów z puszki, bez dodatku soli, posiekanych
- czarny pieprz do smaku
- 1 szklanka startego odtłuszczonego sera Cheddar
- 2 łyżki posiekanej natki pietruszki

Adresy:
1. Naczynie do pieczenia wysmaruj olejem, ułóż na patelni plastry indyka, rozłóż na nich pomidory, dopraw czarnym pieprzem, posyp serem i natką pietruszki, włóż do piekarnika nagrzanego do 200 stopni F i piecz przez 1 godzinę.
2. Rozłóż wszystko pomiędzy talerze i podawaj.

Odżywianie: Kalorie 350, Tłuszcz 13,1, Błonnik 4, Węglowodany 32,4, Białko 14,65

indyk z parmezanem

Czas przygotowania: 10 minut.
Czas przygotowania: 23 minuty.
Porcje: 4

Składniki:

- 1 funt piersi z indyka, bez skóry, bez kości i pokrojony w kostkę
- 1 łyżka oliwy z oliwek
- ½ szklanki startego niskotłuszczowego parmezanu
- 2 szalotki, posiekane
- 1 szklanka mleka kokosowego
- czarny pieprz do smaku

Adresy:

1. Rozgrzej patelnię z olejem na średnim ogniu, dodaj szalotkę, wymieszaj i smaż przez 5 minut.
2. Dodać mięso, mleko kokosowe i czarny pieprz, wymieszać i smażyć na średnim ogniu jeszcze przez 15 minut.
3. Dodać parmezan, smażyć 2-3 minuty, rozłożyć na talerze i podawać.

Odżywianie: Kalorie 320, Tłuszcz 11,4, Błonnik 3,5, Węglowodany 14,3, Białko 11,3

Kremowa mieszanka kurczaka i krewetek

Czas przygotowania: 10 minut.
Czas przygotowania: 14 minut.
Porcje: 4

Składniki:
- 1 łyżka oliwy z oliwek
- 1 funt piersi kurczaka, bez skóry, bez kości i pokrojony w kostkę
- ¼ szklanki bulionu z kurczaka o niskiej zawartości sodu
- 1 funt krewetek, obranych i oczyszczonych
- ½ szklanki kremu kokosowego
- 1 łyżka posiekanej kolendry

Adresy:
1. Rozgrzej patelnię z olejem na średnim ogniu, dodaj kurczaka, wymieszaj i smaż przez 8 minut.
2. Dodać krewetki i pozostałe składniki, wymieszać, gotować jeszcze 6 minut, rozłożyć do misek i podawać.

Odżywianie: Kalorie 370, Tłuszcz 12,3, Błonnik 5,2, Węglowodany 12,6, Białko 8

Indyk Wymieszaj z bazylią i gorącymi szparagami

Czas przygotowania: 10 minut.
Czas przygotowania: 40 minut.
Porcje: 4

Składniki:
- 1 funtowa pierś z indyka, bez skóry i pokrojona w paski
- 1 szklanka kremu kokosowego
- 1 szklanka bulionu z kurczaka o niskiej zawartości sodu
- 2 łyżki posiekanej natki pietruszki
- 1 pęczek szparagów, pokrojony na pół
- 1 łyżeczka chili w proszku
- 2 łyżki oliwy z oliwek
- Szczypta soli morskiej i czarnego pieprzu.

Adresy:
1. Rozgrzej patelnię z olejem na średnim ogniu, dodaj indyka i trochę czarnego pieprzu, wymieszaj i smaż przez 5 minut.
2. Dodać szparagi, chili w proszku i pozostałe składniki, wymieszać, doprowadzić do wrzenia i gotować na średnim ogniu przez kolejne 30 minut.
3. Rozłóż wszystko pomiędzy talerze i podawaj.

Odżywianie: Kalorie 290, Tłuszcz 12,10, Błonnik 4,6, Węglowodany 12,7, Białko 24

Indyk miesza się z orzechami nerkowca

Czas przygotowania: 10 minut.
Czas przygotowania: 40 minut.
Porcje: 4

Składniki:
- 1 funt piersi z indyka, bez skóry, bez kości i pokrojony w kostkę
- 1 szklanka posiekanych orzechów nerkowca
- 1 posiekana żółta cebula
- ½ łyżki oliwy z oliwek
- czarny pieprz do smaku
- ½ łyżeczki słodkiej papryki
- 2 i ½ łyżki masła z nerkowców
- ¼ szklanki bulionu z kurczaka o niskiej zawartości sodu
- 1 łyżka posiekanej kolendry

Adresy:
1. Rozgrzej patelnię z olejem na średnim ogniu, dodaj cebulę, wymieszaj i smaż przez 5 minut.
2. Dodaj mięso i smaż przez kolejne 5 minut.
3. Dodać pozostałe składniki, wymieszać, doprowadzić do wrzenia i gotować na średnim ogniu przez 30 minut.
4. Rozłóż całą mieszaninę na talerzach i podawaj.

Odżywianie: kalorie 352, tłuszcz 12,7, błonnik 6,2, węglowodany 33,2, białko 13,5

indyk i jagody

Czas przygotowania: 10 minut.
Czas przygotowania: 35 minut.
Porcje: 4

Składniki:

- 2 funty piersi z indyka, bez skóry i kości, pokrojone w kostkę
- 1 łyżka oliwy z oliwek
- 1 czerwona cebula, posiekana
- 1 szklanka jagód
- 1 szklanka bulionu z kurczaka o niskiej zawartości sodu
- ¼ szklanki posiekanej kolendry
- czarny pieprz do smaku

Adresy:

1. Rozgrzej patelnię z olejem na średnim ogniu, dodaj cebulę, wymieszaj i smaż przez 5 minut.
2. Dodaj mięso, jagody i inne składniki, zagotuj i gotuj na średnim ogniu przez kolejne 30 minut.
3. Rozłóż mieszaninę pomiędzy talerzami i podawaj.

Odżywianie: Kalorie 293, Tłuszcz 7,3, Błonnik 2,8, Węglowodany 14,7, Białko 39,3

Pierś z kurczaka w pięciu smakach

Czas przygotowania: 5 minut.
Czas przygotowania: 35 minut.
Porcje: 4

Składniki:
- 1 szklanka rozdrobnionych pomidorów
- 1 łyżeczka pięć przypraw
- 2 połówki piersi kurczaka, bez skóry, bez kości i przekrojone na pół
- 1 łyżka oleju z awokado
- 2 łyżki aminokwasów kokosowych
- czarny pieprz do smaku
- 1 łyżka papryczki chili
- 1 łyżka posiekanej kolendry

Adresy:
1. Rozgrzewamy patelnię z olejem na średnim ogniu, wrzucamy mięso i smażymy po 2 minuty z każdej strony.
2. Dodać pomidory, przyprawę Five Spice i pozostałe składniki, doprowadzić do wrzenia i gotować na średnim ogniu przez 30 minut.
3. Rozłóż całą mieszaninę na talerzach i podawaj.

Odżywianie: Kalorie 244, Tłuszcz 8,4, Błonnik 1,1, Węglowodany 4,5, Białko 31

Indyk z pikantnymi warzywami

Czas przygotowania: 10 minut.
Czas przygotowania: 17 minut.
Porcje: 4

Składniki:
- 1 funt piersi z indyka, bez kości, bez skóry i pokrojony w kostkę
- 1 szklanka musztardy
- 1 łyżeczka mielonej gałki muszkatołowej
- 1 łyżeczka ziela angielskiego, mielonego
- 1 posiekana żółta cebula
- czarny pieprz do smaku
- 1 łyżka oliwy z oliwek

Adresy:
1. Rozgrzej patelnię z olejem na średnim ogniu, dodaj cebulę i mięso i smaż przez 5 minut.
2. Dodać resztę składników, wymieszać, smażyć na średnim ogniu jeszcze 12 minut, rozłożyć na talerze i podawać.

Odżywianie: Kalorie 270, Tłuszcz 8,4, Błonnik 8,32, Węglowodany 33,3, Białko 9

Pieczarki Z Kurczakiem I Chili

Czas przygotowania: 10 minut.
Czas przygotowania: 20 minut.
Porcje: 4

Składniki:
- 2 piersi z kurczaka, bez skóry i kości, przekrojone na pół
- ½ funta białych grzybów, przekrojonych na połówki
- 1 łyżka oliwy z oliwek
- 1 szklanka pomidorów z puszki, bez dodatku soli, posiekanych
- 2 łyżki posiekanych migdałów
- 2 łyżki oliwy z oliwek
- ½ łyżeczki płatków chilli
- czarny pieprz do smaku

Adresy:
1. Rozgrzej patelnię z olejem na średnim ogniu, dodaj grzyby, wymieszaj i smaż przez 5 minut.
2. Dodać mięso, wymieszać i smażyć kolejne 5 minut.
3. Dodać pomidory i pozostałe składniki, doprowadzić do wrzenia i gotować na średnim ogniu przez 10 minut.
4. Rozłóż mieszaninę pomiędzy talerzami i podawaj.

Odżywianie: Kalorie 320, Tłuszcz 12,2, Błonnik 5,3, Węglowodany 33,3, Białko 15

Chili Kurczak Pomidorowe Karczochy

Czas przygotowania: 10 minut.
Czas przygotowania: 20 minut.
Porcje: 4

Składniki:
- 2 czerwone chilli, posiekane
- 1 łyżka oliwy z oliwek
- 1 posiekana żółta cebula
- 1 funt piersi kurczaka, bez skóry, bez kości i pokrojony w kostkę
- 1 szklanka rozdrobnionych pomidorów
- 10 uncji serc karczochów z puszki, odsączonych i poćwiartowanych
- czarny pieprz do smaku
- ½ szklanki bulionu z kurczaka o niskiej zawartości sodu
- 2 łyżki soku z limonki

Adresy:
1. Rozgrzej patelnię z olejem na średnim ogniu, dodaj cebulę i chilli, wymieszaj i smaż przez 5 minut.
2. Dodać mięso, wymieszać i smażyć kolejne 5 minut.
3. Dodać pozostałe składniki, dusić na średnim ogniu i gotować przez 10 minut.
4. Rozłóż mieszaninę pomiędzy talerzami i podawaj.

Odżywianie: Kalorie 280, Tłuszcz 11,3, Błonnik 5, Węglowodany 14,5, Białko 13,5

Mieszanka kurczaka i buraków

Czas przygotowania: 10 minut.
Czas przygotowania: 0 minut.
Porcje: 4

Składniki:
- 1 starta marchewka
- 2 buraki, obrane i starte
- ½ szklanki majonezu z awokado
- 1 szklanka wędzonej, bez skóry i kości, ugotowanej i rozdrobnionej piersi z kurczaka
- 1 łyżeczka posiekanego szczypiorku

Adresy:
1. W misce połącz kurczaka z burakami i pozostałymi składnikami, wymieszaj i od razu podawaj.

Odżywianie: Kalorie 288, Tłuszcz 24,6, Błonnik 1,4, Węglowodany 6,5, Białko 14

Indyk z sałatką z selera

Czas przygotowania: 4 minuty.
Czas przygotowania: 0 minut.
Porcje: 4

Składniki:
- 2 szklanki piersi z indyka, bez skóry i kości, ugotowane i posiekane
- 1 szklanka posiekanych łodyg selera
- 2 posiekany szczypiorek
- 1 szklanka czarnych oliwek, wypestkowanych i przekrojonych na połówki
- 1 łyżka oliwy z oliwek
- 1 łyżeczka soku z limonki
- 1 szklanka jogurtu o niskiej zawartości tłuszczu

Adresy:
1. W misce połącz indyka z selerem i pozostałymi składnikami, wymieszaj i podawaj na zimno.

Odżywianie: Kalorie 157, tłuszcz 8, błonnik 2, węglowodany 10,8, białko 11,5

Mieszanka udek z kurczaka i winogron

Czas przygotowania: 10 minut.
Czas przygotowania: 40 minut.
Porcje: 4

Składniki:
- 1 marchewka pokrojona w kostkę
- 1 żółta cebula, pokrojona w plasterki
- 1 łyżka oliwy z oliwek
- 1 szklanka posiekanych pomidorów
- ¼ szklanki bulionu z kurczaka o niskiej zawartości sodu
- 2 posiekane ząbki czosnku
- 1 funt udek z kurczaka bez kości i skóry
- 1 szklanka zielonych winogron
- czarny pieprz do smaku

Adresy:
1. Naczynie żaroodporne wysmaruj olejem, ułóż w środku udka z kurczaka, a na wierzch ułóż pozostałe składniki.
2. Piec w temperaturze 390 stopni F przez 40 minut, podzielić pomiędzy talerze i podawać.

Odżywianie: Kalorie 289, Tłuszcz 12,1, Błonnik 1,7, Węglowodany 10,3, Białko 33,9

Indyk i jęczmień cytrynowy

Czas przygotowania: 5 minut.
Czas przygotowania: 55 minut.
Porcje: 4

Składniki:
- 1 łyżka oliwy z oliwek
- 1 pierś z indyka, bez skóry i kości, pokrojona w plasterki
- czarny pieprz do smaku
- 2 łodygi selera, posiekane
- 1 czerwona cebula, posiekana
- 2 szklanki bulionu z kurczaka o niskiej zawartości sodu
- ½ szklanki jęczmienia
- 1 łyżeczka startej skórki z cytryny
- 1 łyżka soku z cytryny
- 1 łyżka posiekanego szczypiorku

Adresy:
1. Rozgrzej patelnię z olejem na średnim ogniu, dodaj mięso i cebulę, wymieszaj i smaż przez 5 minut.
2. Dodać seler i pozostałe składniki, wymieszać, doprowadzić do wrzenia, zmniejszyć ogień do średniego, gotować na wolnym ogniu przez 50 minut, rozdzielić pomiędzy talerze i podawać.

Odżywianie: Kalorie 150, Tłuszcz 4,5, Błonnik 4,9, Węglowodany 20,8, Białko 7,5

Indyk z mieszanką buraków i rzodkiewki

Czas przygotowania: 10 minut.
Czas przygotowania: 35 minut.
Porcje: 4

Składniki:
- 1 pierś z indyka, bez skóry i kości, pokrojona w kostkę
- 2 buraki, obrane i pokrojone w kostkę
- 1 szklanka rzodkiewek, pokrojonych w kostkę
- 1 czerwona cebula, posiekana
- ¼ szklanki bulionu z kurczaka o niskiej zawartości sodu
- czarny pieprz do smaku
- 1 łyżka oliwy z oliwek
- 2 łyżki posiekanego szczypiorku

Adresy:
1. Rozgrzej patelnię z olejem na średnim ogniu, dodaj mięso i cebulę, wymieszaj i smaż przez 5 minut.
2. Dodać buraki, rzodkiewki i pozostałe składniki, doprowadzić do wrzenia i gotować na średnim ogniu przez kolejne 30 minut.
3. Rozłóż mieszaninę pomiędzy talerzami i podawaj.

Odżywianie: kalorie 113, tłuszcz 4,4, błonnik 2,3, węglowodany 10,4, białko 8,8

Mieszanka wieprzowa czosnkowa

Czas przygotowania: 10 minut.
Czas przygotowania: 45 minut.
Porcje: 8

Składniki:
- 2 funty wieprzowiny, bez kości i pokrojonej w kostkę
- 1 czerwona cebula, posiekana
- 1 łyżka oliwy z oliwek
- 3 ząbki czosnku, posiekane
- 1 szklanka bulionu wołowego o niskiej zawartości sodu
- 2 łyżki słodkiej papryki
- czarny pieprz do smaku
- 1 łyżka posiekanego szczypiorku

Adresy:
1. Rozgrzej patelnię z olejem na średnim ogniu, dodaj cebulę i mięso, wymieszaj i smaż przez 5 minut.
2. Dodać resztę składników, wymieszać, zmniejszyć ogień do średniego, przykryć i gotować przez 40 minut.
3. Rozłóż mieszaninę pomiędzy talerzami i podawaj.

Odżywianie: Kalorie 407, tłuszcz 35,4, błonnik 1, węglowodany 5, białko 14,9

Paprykowa wieprzowina z marchewką

Czas przygotowania: 10 minut.
Czas przygotowania: 30 minut.
Porcje: 4

Składniki:
- 1 funt szarpanej wieprzowiny, pokrojonej w kostkę
- ¼ szklanki bulionu warzywnego o niskiej zawartości sodu
- 2 marchewki, obrane i pokrojone w plasterki
- 2 łyżki oliwy z oliwek
- 1 czerwona cebula pokrojona w plasterki
- 2 łyżeczki słodkiej papryki
- czarny pieprz do smaku

Adresy:
1. Rozgrzej patelnię z olejem na średnim ogniu, dodaj cebulę, wymieszaj i smaż przez 5 minut.
2. Dodać mięso, wymieszać i smażyć kolejne 5 minut.
3. Dodać pozostałe składniki, doprowadzić do wrzenia i gotować na średnim ogniu przez 20 minut.
4. Rozłóż mieszaninę pomiędzy talerzami i podawaj.

Odżywianie: Kalorie 328, Tłuszcz 18,1, Błonnik 1,8, Węglowodany 6,4, Białko 34

Wieprzowina z imbirem i cebulą

Czas przygotowania: 10 minut.
Czas przygotowania: 35 minut.
Porcje: 4

Składniki:
- 2 czerwone cebule, pokrojone w plasterki
- 2 posiekane zielone cebule
- 1 łyżka oliwy z oliwek
- 2 łyżeczki startego imbiru
- 4 kotlety schabowe
- 3 ząbki czosnku, posiekane
- czarny pieprz do smaku
- 1 posiekana marchewka
- 1 szklanka bulionu wołowego o niskiej zawartości sodu
- 2 łyżki koncentratu pomidorowego
- 1 łyżka posiekanej kolendry

Adresy:
1. Rozgrzej patelnię z olejem na średnim ogniu, dodaj cebulę zieloną i czerwoną, wymieszaj i smaż przez 3 minuty.
2. Dodać czosnek i imbir, wymieszać i smażyć kolejne 2 minuty.
3. Dodać kotlety schabowe i smażyć po 2 minuty z każdej strony.
4. Dodać pozostałe składniki, doprowadzić do wrzenia i gotować na średnim ogniu jeszcze przez 25 minut.
5. Rozłóż mieszaninę pomiędzy talerzami i podawaj.

Odżywianie: kalorie 332, tłuszcz 23,6, błonnik 2,3, węglowodany 10,1, białko 19,9

Wieprzowina z kminkiem

Czas przygotowania: 10 minut.
Czas przygotowania: 45 minut.
Porcje: 4

Składniki:
- ½ szklanki bulionu wołowego o niskiej zawartości sodu
- 2 łyżki oliwy z oliwek
- 2 funty wieprzowiny na gulasz, pokrojone w kostkę
- 1 łyżeczka mielonej kolendry
- 2 łyżeczki mielonego kminku
- czarny pieprz do smaku
- 1 szklanka pomidorków koktajlowych, przekrojonych na połówki
- 4 ząbki czosnku, posiekane
- 1 łyżka posiekanej kolendry

Adresy:
1. Rozgrzej patelnię z olejem na średnim ogniu, dodaj czosnek i mięso, wymieszaj i smaż przez 5 minut.
2. Dodać bulion i pozostałe składniki, doprowadzić do wrzenia i gotować na średnim ogniu przez 40 minut.
3. Rozłóż wszystko pomiędzy talerze i podawaj.

Odżywianie: Kalorie 559, Tłuszcz 29,3, Błonnik 0,7, Węglowodany 3,2, Białko 67,4

Mieszanka wieprzowo-warzywna

Czas przygotowania: 10 minut.
Czas przygotowania: 20 minut.
Porcje: 4

Składniki:
- 2 łyżki octu balsamicznego
- 1/3 szklanki aminokwasów kokosowych
- 1 łyżka oliwy z oliwek
- 4 uncje mieszanej sałaty zielonej
- 1 szklanka pomidorków koktajlowych, przekrojonych na połówki
- 4 uncje duszonej wieprzowiny, pokrojonej w paski
- 1 łyżka posiekanego szczypiorku

Adresy:
1. Rozgrzej patelnię z olejem na średnim ogniu, dodaj wieprzowinę, aminokwasy i ocet, wymieszaj i smaż przez 15 minut.
2. Dodać liście sałaty i pozostałe składniki, wymieszać, gotować kolejne 5 minut, rozłożyć na talerze i podawać.

Odżywianie: kalorie 125, tłuszcz 6,4, błonnik 0,6, węglowodany 6,8, białko 9,1

Gulasz wieprzowy z tymiankiem

Czas przygotowania: 10 minut.
Czas przygotowania: 25 minut.
Porcje: 4

Składniki:
- 1 funt schabu wieprzowego, obranego i pokrojonego w kostkę
- 1 łyżka oliwy z oliwek
- 1 posiekana żółta cebula
- 3 ząbki czosnku, posiekane
- 1 łyżka suszonego tymianku
- 1 szklanka bulionu z kurczaka o niskiej zawartości sodu
- 2 łyżki koncentratu pomidorowego o niskiej zawartości sodu
- 1 łyżka posiekanej kolendry

Adresy:
1. Rozgrzej patelnię z olejem na średnim ogniu, dodaj cebulę i czosnek, wymieszaj i smaż przez 5 minut.
2. Dodać mięso, wymieszać i smażyć kolejne 5 minut.
3. Dodać resztę składników, wymieszać, doprowadzić do wrzenia, zmniejszyć ogień do średniego i gotować całość przez kolejne 15 minut.
4. Rozłóż mieszaninę pomiędzy talerzami i natychmiast podawaj.

Odżywianie: Kalorie 281, Tłuszcz 11,2, Błonnik 1,4, Węglowodany 6,8, Białko 37,1

Majeranek wieprzowy i cukinia

Czas przygotowania: 10 minut.
Czas przygotowania: 30 minut.
Porcje: 4

Składniki:
- 2 funty schabu bez kości, oczyszczonego i pokrojonego w kostkę
- 2 łyżki oleju z awokado
- ¾ szklanki bulionu warzywnego o niskiej zawartości sodu
- ½ łyżki czosnku w proszku
- 1 łyżka posiekanego majeranku
- 2 cukinie, pokrojone w kostkę
- 1 łyżeczka słodkiej papryki
- czarny pieprz do smaku

Adresy:
1. Rozgrzej patelnię z olejem na średnim ogniu, dodaj mięso, proszek czosnkowy i majeranek, wymieszaj i smaż przez 10 minut.
2. Dodać cukinię i pozostałe składniki, wymieszać, doprowadzić do wrzenia, zmniejszyć ogień do średniego i gotować całość przez kolejne 20 minut.
3. Rozłóż wszystko pomiędzy talerze i podawaj.

Odżywianie: Kalorie 359, Tłuszcz 9,1, Błonnik 2,1, Węglowodany 5,7, Białko 61,4

pikantna wieprzowina

Czas przygotowania: 10 minut.
Czas przygotowania: 8 godzin.
Porcje: 4

Składniki:

- 3 łyżki oliwy z oliwek
- 2 funty pieczonej polędwiczki wieprzowej
- 2 łyżeczki słodkiej papryki
- 1 łyżeczka czosnku w proszku
- 1 łyżeczka proszku cebulowego
- 1 łyżeczka mielonej gałki muszkatołowej
- 1 łyżeczka ziela angielskiego, mielonego
- czarny pieprz do smaku
- 1 szklanka bulionu warzywnego o niskiej zawartości sodu

Adresy:

1. Połącz pieczeń z olejem i innymi składnikami w wolnowarze, wymieszaj, przykryj i gotuj na małym ogniu przez 8 godzin.
2. Stek pokroić w plastry, rozłożyć na talerzach i podawać polany sosem kuchennym.

Odżywianie: Kalorie 689, Tłuszcz 57,1, Błonnik 1, Węglowodany 3,2, Białko 38,8

Wieprzowina z kokosem i selerem

Czas przygotowania: 10 minut.
Czas przygotowania: 35 minut.
Porcje: 4

Składniki:
- 2 funty wieprzowiny na gulasz, pokrojone w kostkę
- 2 łyżki oliwy z oliwek
- 1 szklanka bulionu warzywnego o niskiej zawartości sodu
- 1 łodyga selera, posiekana
- 1 łyżeczka ziaren czarnego pieprzu
- 2 szalotki, posiekane
- 1 łyżka posiekanego szczypiorku
- 1 szklanka kremu kokosowego
- czarny pieprz do smaku

Adresy:
1. Rozgrzej patelnię z olejem na średnim ogniu, dodaj szalotkę i mięso, wymieszaj i smaż przez 5 minut.
2. Dodać seler i pozostałe składniki, wymieszać, doprowadzić do wrzenia i gotować na średnim ogniu przez kolejne 30 minut.
3. Rozłóż wszystko pomiędzy talerze i od razu podawaj.

Odżywianie: Kalorie 690, Tłuszcz 43,3, Błonnik 1,8, Węglowodany 5,7, Białko 6,2

Mieszanka wieprzowa i pomidorowa

Czas przygotowania: 10 minut.
Czas przygotowania: 30 minut.
Porcje: 4

Składniki:
- 2 posiekane ząbki czosnku
- 2 funty gulaszu mielonej wieprzowiny
- 2 szklanki pomidorków koktajlowych, przekrojonych na pół
- 1 łyżka oliwy z oliwek
- czarny pieprz do smaku
- 1 czerwona cebula, posiekana
- ½ szklanki bulionu warzywnego o niskiej zawartości sodu
- 2 łyżki koncentratu pomidorowego o niskiej zawartości sodu
- 1 łyżka posiekanej natki pietruszki

Adresy:
1. Rozgrzej patelnię z olejem na średnim ogniu, dodaj cebulę i czosnek, wymieszaj i smaż przez 5 minut.
2. Dodaj mięso i smaż przez kolejne 5 minut.
3. Dodać resztę składników, wymieszać, doprowadzić do wrzenia, gotować na średnim ogniu przez kolejne 20 minut, rozdzielić pomiędzy talerze i podawać.

Odżywianie: Kalorie 558, Tłuszcz 25,6, Błonnik 2,4, Węglowodany 10,1, Białko 68,7

Kotlety schabowe z szałwią

Czas przygotowania: 10 minut.
Czas przygotowania: 35 minut.
Porcje: 4

Składniki:
- 4 kotlety schabowe
- 2 łyżki oliwy z oliwek
- 1 łyżeczka wędzonej papryki
- 1 łyżka posiekanej szałwii
- 2 posiekane ząbki czosnku
- 1 łyżka soku z cytryny
- czarny pieprz do smaku

Adresy:
1. Kotlety schabowe włożyć do naczynia żaroodpornego, dodać olej i pozostałe składniki, wymieszać, wstawić do piekarnika i piec w temperaturze 200 stopni F przez 35 minut.
2. Rozłóż kotlety schabowe na talerzach i podawaj z sałatką.

Odżywianie: Kalorie 263, Tłuszcz 12,4, Błonnik 6, Węglowodany 22,2, Białko 16

Tajska wieprzowina i bakłażan

Czas przygotowania: 10 minut.
Czas przygotowania: 30 minut.
Porcje: 4

Składniki:

- 1 funt szarpanej wieprzowiny, pokrojonej w kostkę
- 1 pokrojony w kostkę bakłażan
- 1 łyżka aminokwasów kokosowych
- 1 łyżeczka pięć przypraw
- 2 posiekane ząbki czosnku
- 2 tajskie chilli, posiekane
- 2 łyżki oliwy z oliwek
- 2 łyżki koncentratu pomidorowego o niskiej zawartości sodu
- 1 łyżka posiekanej kolendry
- ½ szklanki bulionu warzywnego o niskiej zawartości sodu

Adresy:

1. Rozgrzej patelnię z olejem na średnim ogniu, dodaj czosnek, chili i mięso i smaż przez 6 minut.
2. Dodać bakłażan i pozostałe składniki, doprowadzić do wrzenia i gotować na średnim ogniu przez 24 minuty.
3. Rozłóż mieszaninę pomiędzy talerzami i podawaj.

Odżywianie: Kalorie 320, Tłuszcz 13,4, Błonnik 5,2, Węglowodany 22,8, Białko 14

Szczypiorek wieprzowy i limonkowy

Czas przygotowania: 10 minut.
Czas przygotowania: 30 minut.
Porcje: 4

Składniki:
- 2 łyżki soku z limonki
- 4 posiekany szczypiorek
- 1 funt szarpanej wieprzowiny, pokrojonej w kostkę
- 2 posiekane ząbki czosnku
- 2 łyżki oliwy z oliwek
- czarny pieprz do smaku
- ½ szklanki bulionu warzywnego o niskiej zawartości sodu
- 1 łyżka posiekanej kolendry

Adresy:
1. Rozgrzej patelnię z oliwą na średnim ogniu, dodaj szczypiorek i czosnek, wymieszaj i smaż przez 5 minut.
2. Dodać mięso, wymieszać i smażyć kolejne 5 minut.
3. Dodać pozostałe składniki, doprowadzić do wrzenia i gotować na średnim ogniu przez 20 minut.
4. Rozłóż mieszaninę pomiędzy talerzami i podawaj.

Odżywianie: Kalorie 273, Tłuszcz 22,4, Błonnik 5, Węglowodany 12,5, Białko 18

wieprzowina balsamiczna

Czas przygotowania: 10 minut.
Czas przygotowania: 30 minut.
Porcje: 4

Składniki:
- 1 czerwona cebula pokrojona w plasterki
- 1 funt szarpanej wieprzowiny, pokrojonej w kostkę
- 2 czerwone chilli, posiekane
- 2 łyżki octu balsamicznego
- ½ szklanki posiekanych liści kolendry
- czarny pieprz do smaku
- 2 łyżki oliwy z oliwek
- 1 łyżka niskosodowego sosu pomidorowego

Adresy:
1. Rozgrzej patelnię z olejem na średnim ogniu, dodaj cebulę i chilli, wymieszaj i smaż przez 5 minut.
2. Dodać mięso, wymieszać i smażyć kolejne 5 minut.
3. Dodać pozostałe składniki, wymieszać, doprowadzić do wrzenia i gotować na średnim ogniu przez kolejne 20 minut.
4. Rozłóż wszystko pomiędzy talerze i od razu podawaj.

Odżywianie: Kalorie 331, Tłuszcz 13,3, Błonnik 5, Węglowodany 22,7, Białko 17

pesto wieprzowe

Czas przygotowania: 10 minut.
Czas przygotowania: 36 minut.
Porcje: 4

Składniki:
- 2 łyżki oliwy z oliwek
- 2 posiekany szczypiorek
- 500 g kotletów schabowych
- 2 łyżki pesto bazyliowego
- 1 szklanka pokrojonych w kostkę pomidorków koktajlowych
- 2 łyżki koncentratu pomidorowego o niskiej zawartości sodu
- ½ szklanki posiekanej natki pietruszki
- ½ szklanki bulionu warzywnego o niskiej zawartości sodu
- czarny pieprz do smaku

Adresy:
1. Rozgrzej patelnię z oliwą z oliwek na średnim ogniu, dodaj cebulę dymkę i kotlety i smaż po 3 minuty z każdej strony.
2. Dodać pesto i pozostałe składniki, delikatnie wymieszać, doprowadzić do wrzenia i gotować na średnim ogniu przez kolejne 30 minut.
3. Rozłóż wszystko pomiędzy talerze i podawaj.

Odżywianie: Kalorie 293, Tłuszcz 11,3, Błonnik 4,2, Węglowodany 22,2, Białko 14

papryka wieprzowa i pietruszka

Czas przygotowania: 10 minut.
Czas przygotowania: 1 godzina.
Porcje: 4

Składniki:
- 1 posiekana zielona papryka
- 1 czerwona papryka, posiekana
- 1 posiekana żółta papryka
- 1 czerwona cebula, posiekana
- 500 g kotletów schabowych
- 1 łyżka oliwy z oliwek
- czarny pieprz do smaku
- 26 uncji pomidorów z puszki, bez dodatku soli i posiekanych
- 2 łyżki posiekanej natki pietruszki

Adresy:
1. Nasmaruj patelnię olejem, włóż do środka kotlety schabowe, a na wierzch ułóż pozostałe składniki.
2. Piec w temperaturze 390 stopni F przez 1 godzinę, podzielić pomiędzy talerze i podawać.

Odżywianie: Kalorie 284, Tłuszcz 11,6, Błonnik 2,6, Węglowodany 22,2, Białko 14

mieszanka kminku i jagnięciny

Czas przygotowania: 10 minut.
Czas przygotowania: 25 minut.
Porcje: 4

Składniki:
- 1 łyżka oliwy z oliwek
- 1 czerwona cebula, posiekana
- 1 szklanka pomidorków koktajlowych, przekrojonych na połówki
- 1 funtowy gulasz jagnięcy, mielony
- 1 łyżka chili w proszku
- czarny pieprz do smaku
- 2 łyżeczki mielonego kminku
- 1 szklanka bulionu warzywnego o niskiej zawartości sodu
- 2 łyżki posiekanej kolendry

Adresy:
1. Rozgrzej patelnię z olejem na średnim ogniu, dodaj cebulę, jagnięcinę i chili w proszku, zamieszaj i smaż przez 10 minut.
2. Dodać resztę składników, wymieszać, smażyć na średnim ogniu jeszcze 15 minut.
3. Rozłóż do misek i podawaj.

Odżywianie: Kalorie 320, Tłuszcz 12,7, Błonnik 6, Węglowodany 14,3, Białko 22

Wieprzowina z rzodkiewkami i fasolką szparagową

Czas przygotowania: 10 minut.
Czas przygotowania: 35 minut.
Porcje: 4

Składniki:

- 1 funt szarpanej wieprzowiny, pokrojonej w kostkę
- 1 szklanka rzodkiewek, pokrojonych w kostkę
- ½ funta zielonej fasolki, przyciętej i przekrojonej na pół
- 1 posiekana żółta cebula
- 1 łyżka oliwy z oliwek
- 2 posiekane ząbki czosnku
- 1 szklanka pomidorów z puszki, niesolonych i posiekanych
- 2 łyżeczki suszonego oregano
- czarny pieprz do smaku

Adresy:

1. Rozgrzej patelnię z olejem na średnim ogniu, dodaj cebulę i czosnek, wymieszaj i smaż przez 5 minut.
2. Dodać mięso, wymieszać i smażyć kolejne 5 minut.
3. Dodać pozostałe składniki, doprowadzić do wrzenia i gotować na średnim ogniu przez 25 minut.
4. Rozłóż wszystko do misek i podawaj.

Odżywianie: Kalorie 289, tłuszcz 12, błonnik 8, węglowodany 13,2, białko 20

Jagnięcina z kopru włoskiego i grzybów

Czas przygotowania: 10 minut.
Czas przygotowania: 40 minut.
Porcje: 4

Składniki:
- 1 funt łopatki jagnięcej, pozbawionej kości i pokrojonej w kostkę
- 8 białych grzybów przekrojonych na pół
- 2 łyżki oliwy z oliwek
- 1 posiekana żółta cebula
- 2 posiekane ząbki czosnku
- 1 i ½ łyżki sproszkowanego kopru włoskiego
- czarny pieprz do smaku
- Pęczek posiekanego szczypiorku
- 1 szklanka bulionu warzywnego o niskiej zawartości sodu

Adresy:
1. Rozgrzej patelnię z olejem na średnim ogniu, dodaj cebulę i czosnek, wymieszaj i smaż przez 5 minut.
2. Dodać mięso i grzyby, wymieszać i smażyć kolejne 5 minut.
3. Dodać pozostałe składniki, wymieszać, doprowadzić do wrzenia i gotować na średnim ogniu przez 30 minut.
4. Rozłóż mieszaninę do misek i podawaj.

Odżywianie: Kalorie 290, Tłuszcz 15,3, Błonnik 7, Węglowodany 14,9, Białko 14

Gulasz wieprzowy i szpinak

Czas przygotowania: 10 minut.
Czas przygotowania: 30 minut.
Porcje: 4

Składniki:
- 1 funt wieprzowiny, mielonej
- 2 łyżki oliwy z oliwek
- 1 czerwona cebula, posiekana
- ½ funta szpinaku baby
- 4 ząbki czosnku, posiekane
- ½ szklanki bulionu warzywnego o niskiej zawartości sodu
- ½ szklanki pomidorów z puszki, bez dodatku soli, posiekanych
- czarny pieprz do smaku
- 1 łyżka posiekanego szczypiorku

Adresy:
1. Rozgrzej patelnię z olejem na średnim ogniu, dodaj cebulę i czosnek, wymieszaj i smaż przez 5 minut.
2. Dodać mięso, wymieszać i smażyć kolejne 5 minut.
3. Dodać pozostałe składniki oprócz szpinaku, wymieszać, doprowadzić do wrzenia, zmniejszyć ogień do średniego i gotować przez 15 minut.
4. Dodać szpinak, wymieszać, smażyć kolejne 5 minut, rozłożyć do misek i podawać.

Odżywianie: Kalorie 270, tłuszcz 12, błonnik 6, węglowodany 22,2, białko 23

Wieprzowina z awokado

Czas przygotowania: 10 minut.
Czas przygotowania: 15 minut.
Porcje: 4

Składniki:
- 2 szklanki szpinaku baby
- 1 funt polędwicy wieprzowej, pokrojonej w paski
- 1 łyżka oliwy z oliwek
- 1 szklanka pomidorków koktajlowych, przekrojonych na połówki
- 2 awokado, obrane, wypestkowane i pokrojone w kostkę
- 1 łyżka octu balsamicznego
- ½ szklanki bulionu warzywnego o niskiej zawartości sodu

Adresy:
1. Rozgrzej patelnię z olejem na średnim ogniu, dodaj mięso, wymieszaj i smaż przez 10 minut.
2. Dodać szpinak i pozostałe składniki, wymieszać, smażyć kolejne 5 minut, rozdzielić do misek i podawać.

Odżywianie: Kalorie 390, Tłuszcz 12,5, Błonnik 4, Węglowodany 16,8, Białko 13,5

Mieszanka wieprzowa i jabłkowa

Czas przygotowania: 10 minut.
Czas przygotowania: 40 minut.
Porcje: 4

Składniki:
- 2 funty duszonej wieprzowiny, pokrojonej w paski
- 2 zielone jabłka, wydrążone i pokrojone w kostkę
- 2 posiekane ząbki czosnku
- 2 szalotki, posiekane
- 1 łyżka słodkiej papryki
- ½ łyżeczki chili w proszku
- 2 łyżki oleju z awokado
- 1 szklanka bulionu z kurczaka o niskiej zawartości sodu
- czarny pieprz do smaku
- Szczypta płatków czerwonego chilli

Adresy:
1. Rozgrzej patelnię z olejem na średnim ogniu, dodaj szalotkę i czosnek, wymieszaj i smaż przez 5 minut.
2. Dodaj mięso i smaż przez kolejne 5 minut.
3. Dodać jabłka i pozostałe składniki, wymieszać, doprowadzić do wrzenia i gotować na średnim ogniu przez kolejne 30 minut.
4. Rozłóż wszystko pomiędzy talerze i podawaj.

Odżywianie: Kalorie 365, tłuszcz 7, błonnik 6, węglowodany 15,6, białko 32,4

Cynamonowe kotlety schabowe

Czas przygotowania: 10 minut.
Czas na gotowanie: 1 godzina i 10 minut
Porcje: 4

Składniki:
- 4 kotlety schabowe
- 2 łyżki oliwy z oliwek
- 2 posiekane ząbki czosnku
- ¼ szklanki bulionu warzywnego o niskiej zawartości sodu
- 1 łyżka mielonego cynamonu
- czarny pieprz do smaku
- 1 łyżeczka chili w proszku
- ½ łyżeczki proszku cebulowego

Adresy:
1. Na patelni połącz kotlety schabowe z olejem i pozostałymi składnikami, wymieszaj, włóż do piekarnika i piecz w temperaturze 150 stopni F przez 1 godzinę i 10 minut.
2. Rozłóż kotlety schabowe na talerzach i podawaj z sałatką.

Odżywianie: Kalorie 288, Tłuszcz 5,5, Błonnik 6, Węglowodany 12,7, Białko 23

Kokosowe kotlety schabowe

Czas przygotowania: 10 minut.
Czas przygotowania: 20 minut.
Porcje: 4

Składniki:
- 2 łyżki oliwy z oliwek
- 4 kotlety schabowe
- 1 posiekana żółta cebula
- 1 łyżka chili w proszku
- 1 szklanka mleka kokosowego
- ¼ szklanki posiekanej kolendry

Adresy:
1. Rozgrzej patelnię z olejem na średnim ogniu, dodaj cebulę i proszek chili, wymieszaj i smaż przez 5 minut.
2. Dodać kotlety schabowe i smażyć po 2 minuty z każdej strony.
3. Dodać mleko kokosowe, wymieszać, doprowadzić do wrzenia i gotować na średnim ogniu przez kolejne 11 minut.
4. Dodać kolendrę, wymieszać, rozłożyć do misek i podawać.

Odżywianie: Kalorie 310, tłuszcz 8, błonnik 6, węglowodany 16,7, białko 22,1

Wieprzowina z mieszanymi brzoskwiniami

Czas przygotowania: 10 minut.
Czas przygotowania: 25 minut.
Porcje: 4

Składniki:
- 2 funty polędwicy wieprzowej, pokrojonej w kostkę
- 2 brzoskwinie, wypestkowane i pokrojone na ćwiartki
- ¼ łyżeczki proszku cebulowego
- 2 łyżki oliwy z oliwek
- ¼ łyżeczki wędzonej papryki
- ¼ szklanki bulionu warzywnego o niskiej zawartości sodu
- czarny pieprz do smaku

Adresy:
1. Rozgrzej patelnię z olejem na średnim ogniu, dodaj mięso, wymieszaj i smaż przez 10 minut.
2. Dodać brzoskwinie i pozostałe składniki, wymieszać, doprowadzić do wrzenia i gotować na średnim ogniu przez kolejne 15 minut.
3. Rozłóż całą mieszaninę na talerzach i podawaj.

Odżywianie: Kalorie 290, Tłuszcz 11,8, Błonnik 5,4, Węglowodany 13,7, Białko 24

Jagnięcina z kakao i rzodkiewkami

Czas przygotowania: 10 minut.
Czas przygotowania: 35 minut.
Porcje: 4

Składniki:

- ½ szklanki bulionu warzywnego o niskiej zawartości sodu
- 1 funt gulaszu jagnięcego, pokrojonego w kostkę
- 1 szklanka rzodkiewek, pokrojonych w kostkę
- 1 łyżka kakao w proszku
- czarny pieprz do smaku
- 1 posiekana żółta cebula
- 1 łyżka oliwy z oliwek
- 2 posiekane ząbki czosnku
- 1 łyżka posiekanej natki pietruszki

Adresy:

1. Rozgrzej patelnię z olejem na średnim ogniu, dodaj cebulę i czosnek, wymieszaj i smaż przez 5 minut.
2. Dodać mięso, wymieszać i smażyć po 2 minuty z każdej strony.
3. Dodać bulion i pozostałe składniki, wymieszać, doprowadzić do wrzenia i gotować na średnim ogniu przez kolejne 25 minut.
4. Rozłóż wszystko pomiędzy talerze i podawaj.

Odżywianie: Kalorie 340, Tłuszcz 12,4, Błonnik 9,3, Węglowodany 33,14, Białko 20

Wieprzowina z cytryną i karczochami

Czas przygotowania: 10 minut.
Czas przygotowania: 25 minut.
Porcje: 4

Składniki:
- 2 funty duszonej wieprzowiny, pokrojonej w paski
- 2 łyżki oleju z awokado
- 1 łyżka soku z cytryny
- 1 łyżka startej skórki z cytryny
- 1 szklanka karczochów z puszki, odsączonych i pokrojonych na ćwiartki
- 1 czerwona cebula, posiekana
- 2 posiekane ząbki czosnku
- ½ łyżeczki chili w proszku
- czarny pieprz do smaku
- 1 łyżeczka słodkiej papryki
- 1 posiekane jalapeno
- ¼ szklanki bulionu warzywnego o niskiej zawartości sodu
- ¼ szklanki posiekanego rozmarynu

Adresy:
1. Rozgrzej patelnię z olejem na średnim ogniu, dodaj cebulę i czosnek, wymieszaj i smaż przez 4 minuty.
2. Dodać mięso, karczochy, chili w proszku, papryczkę jalapeño i paprykę, wymieszać i smażyć jeszcze 6 minut.
3. Dodać pozostałe składniki, wymieszać, doprowadzić do wrzenia i gotować na średnim ogniu przez kolejne 15 minut.

4. Rozłóż całą mieszaninę do misek i podawaj.

Odżywianie: Kalorie 350, tłuszcz 12, błonnik 4,3, węglowodany 35,7, białko 14,5

Wieprzowina z sosem kolendrowym

Czas przygotowania: 10 minut.
Czas przygotowania: 20 minut.
Porcje: 4

Składniki:
- 2 funty duszonej wieprzowiny, pokrojonej w grubszą kostkę
- 1 szklanka liści kolendry
- 4 łyżki oliwy z oliwek
- 1 łyżka orzeszków piniowych
- 1 łyżka startego beztłuszczowego parmezanu
- 1 łyżka soku z cytryny
- 1 łyżeczka chili w proszku
- czarny pieprz do smaku

Adresy:
1. Połącz kolendrę z orzeszkami piniowymi, 3 łyżkami oliwy, parmezanem i sokiem z cytryny w blenderze i dobrze zmiksuj.
2. Rozgrzać patelnię z pozostałym olejem na średnim ogniu, dodać mięso, chili w proszku i czarny pieprz, wymieszać i smażyć przez 5 minut.
3. Dodaj sos kolendrowy i gotuj na średnim ogniu przez kolejne 15 minut, od czasu do czasu mieszając.
4. Rozłóż wieprzowinę na talerzach i natychmiast podawaj.

Odżywianie: Kalorie 270, Tłuszcz 6,6, Błonnik 7, Węglowodany 12,6, Białko 22,4

Wieprzowina z mieszanką mango

Czas przygotowania: 10 minut.
Czas przygotowania: 25 minut.
Porcje: 4

Składniki:
- 2 szalotki, posiekane
- 2 łyżki oleju z awokado
- 1 funt szarpanej wieprzowiny, pokrojonej w kostkę
- 1 mango, obrane i pokrojone w kostkę
- 2 posiekane ząbki czosnku
- 1 szklanka posiekanych pomidorów
- czarny pieprz do smaku
- ½ szklanki posiekanej bazylii

Adresy:
1. Rozgrzej patelnię z olejem na średnim ogniu, dodaj szalotkę i czosnek, wymieszaj i smaż przez 5 minut.
2. Dodać mięso, wymieszać i smażyć kolejne 5 minut.
3. Dodać pozostałe składniki, wymieszać, doprowadzić do wrzenia i gotować na średnim ogniu przez kolejne 15 minut.
4. Rozłóż mieszaninę do misek i podawaj.

Odżywianie: Kalorie 361, tłuszcz 11, błonnik 5,1, węglowodany 16,8, białko 22

Słodkie ziemniaki wieprzowe z rozmarynem i cytryną

Czas przygotowania: 10 minut.
Czas przygotowania: 35 minut.
Porcje: 4

Składniki:

- 1 czerwona cebula, pokrojona w kostkę
- 2 słodkie ziemniaki, obrane i pokrojone w kostkę
- 4 kotlety schabowe
- 1 łyżka posiekanego rozmarynu
- 1 łyżka soku z cytryny
- 2 łyżeczki oliwy z oliwek
- czarny pieprz do smaku
- 2 łyżeczki posiekanego tymianku
- ½ szklanki bulionu warzywnego o niskiej zawartości sodu

Adresy:

1. Na patelni połącz kotlety schabowe z ziemniakami, cebulą i pozostałymi składnikami i delikatnie wymieszaj.
2. Piec w temperaturze 200 stopni F przez 35 minut, rozdzielić wszystko pomiędzy talerze i podawać.

Odżywianie: kalorie 410, tłuszcz 14,7, błonnik 14,2, węglowodany 15,3, białko 33,4

Wieprzowina z ciecierzycą

Czas przygotowania: 10 minut.
Czas przygotowania: 25 minut.
Porcje: 4

Składniki:
- 1 funt szarpanej wieprzowiny, pokrojonej w kostkę
- 1 szklanka ciecierzycy z puszki, bez dodatku soli, odsączonej
- 1 posiekana żółta cebula
- 1 łyżka oliwy z oliwek
- czarny pieprz do smaku
- 10 uncji pomidorów z puszki, niesolonych i posiekanych
- 2 łyżki posiekanej kolendry

Adresy:
1. Rozgrzej patelnię z olejem na średnim ogniu, dodaj cebulę, wymieszaj i smaż przez 5 minut.
2. Dodać mięso, wymieszać i smażyć kolejne 5 minut.
3. Dodać resztę składników, wymieszać, gotować na średnim ogniu 15 minut, rozłożyć wszystko do misek i podawać.

Odżywianie: kalorie 476, tłuszcz 17,6, błonnik 10,2, węglowodany 35,7, białko 43,8

Kotleciki jagnięce z jarmużem

Czas przygotowania: 10 minut.
Czas przygotowania: 35 minut.
Porcje: 4

Składniki:
- 1 szklanka jarmużu, posiekanego
- 500 g kotletów jagnięcych
- ½ szklanki bulionu warzywnego o niskiej zawartości sodu
- 2 łyżki koncentratu pomidorowego o niskiej zawartości sodu
- 1 żółta cebula, pokrojona w plasterki
- 1 łyżka oliwy z oliwek
- Szczypta czarnego pieprzu

Adresy:
1. Nasmaruj patelnię olejem, włóż kotlety jagnięce, dodaj także jarmuż i pozostałe składniki i dokładnie wymieszaj.
2. Piec wszystko w temperaturze 390 stopni F przez 35 minut, rozdzielić pomiędzy talerze i podawać.

Odżywianie: Kalorie 275, Tłuszcz 11,8, Błonnik 1,4, Węglowodany 7,3, Białko 33,6

chili, jagnięcina

Czas przygotowania: 10 minut.
Czas przygotowania: 45 minut.
Porcje: 4

Składniki:
- 2 funty gulaszu jagnięcego pokrojonego w kostkę
- 1 łyżka oleju z awokado
- 1 łyżeczka chili w proszku
- 1 łyżeczka ostrej papryki
- 2 czerwone cebule, posiekane
- 1 szklanka bulionu warzywnego o niskiej zawartości sodu
- ½ szklanki sosu pomidorowego o niskiej zawartości sodu
- 1 łyżka posiekanej kolendry

Adresy:
1. Rozgrzej patelnię z olejem na średnim ogniu, dodaj cebulę i mięso i smaż przez 10 minut.
2. Dodać chili w proszku i wszystkie pozostałe składniki oprócz kolendry, wymieszać, doprowadzić do wrzenia i gotować na średnim ogniu przez kolejne 35 minut.
3. Rozłóż mieszaninę do misek i podawaj posypaną kolendrą.

Odżywianie: kalorie 463, tłuszcz 17,3, błonnik 2,3, węglowodany 8,4, białko 65,1

Wieprzowina Z Porem I Papryką

Czas przygotowania: 10 minut.
Czas przygotowania: 45 minut.
Porcje: 4

Składniki:
- 2 funty duszonej wieprzowiny, pokrojonej w grubszą kostkę
- 2 pory, pokrojone w plasterki
- 2 łyżki oliwy z oliwek
- 2 posiekane ząbki czosnku
- 1 łyżeczka słodkiej papryki
- 1 łyżka posiekanej natki pietruszki
- 1 szklanka bulionu warzywnego o niskiej zawartości sodu
- czarny pieprz do smaku

Adresy:
1. Rozgrzej patelnię z olejem na średnim ogniu, dodaj por, czosnek i paprykę, wymieszaj i smaż przez 10 minut.
2. Dodaj mięso i smaż przez kolejne 5 minut.
3. Dodać pozostałe składniki, wymieszać, gotować na średnim ogniu przez 30 minut, rozłożyć do misek i podawać.

Odżywianie: Kalorie 577, Tłuszcz 29,1, Błonnik 1,3, Węglowodany 8,2, Białko 67,5

Kotlety schabowe i groszek

Czas przygotowania: 10 minut.
Czas przygotowania: 25 minut.
Porcje: 4

Składniki:
- 4 kotlety schabowe
- 2 łyżki oliwy z oliwek
- 2 szalotki, posiekane
- 1 szklanka groszku
- 1 szklanka bulionu warzywnego o niskiej zawartości sodu
- 2 łyżki bez dodatku soli koncentratu pomidorowego
- 1 łyżka posiekanej natki pietruszki

Adresy:
1. Rozgrzej patelnię z olejem na średnim ogniu, dodaj szalotkę, wymieszaj i smaż przez 5 minut.
2. Dodać kotlety schabowe i smażyć po 2 minuty z każdej strony.
3. Dodać pozostałe składniki, doprowadzić do wrzenia i gotować na średnim ogniu przez 15 minut.
4. Rozłóż mieszaninę pomiędzy talerzami i podawaj.

Odżywianie: kalorie 357, tłuszcz 27, błonnik 1,9, węglowodany 7,7, białko 20,7

kukurydza wieprzowa i mięta

Czas przygotowania: 10 minut.
Czas przygotowania: 1 godzina.
Porcje: 4

Składniki:
- 4 kotlety schabowe
- 1 szklanka bulionu warzywnego o niskiej zawartości sodu
- 1 szklanka kukurydzy
- 1 łyżka posiekanej mięty
- 1 łyżeczka słodkiej papryki
- czarny pieprz do smaku
- 1 łyżka oliwy z oliwek

Adresy:
1. Kotlety schabowe włóż do brytfanny, dodaj resztę składników, wymieszaj, włóż do piekarnika i piecz w temperaturze 380 stopni F przez 1 godzinę.
2. Rozłóż wszystko pomiędzy talerze i podawaj.

Odżywianie: Kalorie 356, Tłuszcz 14, Błonnik 5,4, Węglowodany 11,0, Białko 1

jagnięcina z koperkiem

Czas przygotowania: 10 minut.
Czas przygotowania: 25 minut.
Porcje: 4

Składniki:
- Sok z 2 cytryn
- 1 łyżka startej skórki z limonki
- 1 łyżka posiekanego koperku
- 2 posiekane ząbki czosnku
- 2 łyżki oliwy z oliwek
- 2 funty jagnięciny, pokrojonej w kostkę
- 1 szklanka posiekanej kolendry
- czarny pieprz do smaku

Adresy:
1. Rozgrzej patelnię z olejem na średnim ogniu, dodaj czosnek i mięso i smaż przez 4 minuty z każdej strony.
2. Dodaj sok z cytryny i pozostałe składniki i gotuj przez kolejne 15 minut, regularnie mieszając.
3. Rozłóż wszystko pomiędzy talerze i podawaj.

Odżywianie: Kalorie 370, Tłuszcz 11,7, Błonnik 4,2, Węglowodany 8,9, Białko 20

Kotlety schabowe z ziele angielskie i oliwkami

Czas przygotowania: 10 minut.
Czas przygotowania: 35 minut.
Porcje: 4

Składniki:
- 4 kotlety schabowe
- 2 łyżki oliwy z oliwek
- 1 szklanka oliwek kalamata, wypestkowanych i przekrojonych na połówki
- 1 łyżeczka ziela angielskiego, mielonego
- ¼ szklanki mleka kokosowego
- 1 posiekana żółta cebula
- 1 łyżka posiekanego szczypiorku

Adresy:
1. Rozgrzej patelnię z olejem na średnim ogniu, dodaj cebulę i mięso i smaż przez 4 minuty z każdej strony.
2. Dodać resztę składników, delikatnie wymieszać, wstawić do piekarnika i piec w temperaturze 390 stopni F przez kolejne 25 minut.
3. Rozłóż wszystko pomiędzy talerze i podawaj.

Odżywianie: Kalorie 290, Tłuszcz 10, Błonnik 4,4, Węglowodany 7,8, Białko 22

Włoskie kotlety jagnięce

Czas przygotowania: 10 minut.
Czas przygotowania: 30 minut.
Porcje: 4

Składniki:
- 4 kotlety jagnięce
- 1 łyżka posiekanego oregano
- 1 łyżka oliwy z oliwek
- 1 posiekana żółta cebula
- 2 łyżki startego niskotłuszczowego parmezanu
- 1/3 szklanki bulionu warzywnego o niskiej zawartości sodu
- czarny pieprz do smaku
- 1 łyżeczka przyprawy włoskiej

Adresy:
1. Rozgrzej patelnię z olejem na średnim ogniu, dodaj kotlety jagnięce i cebulę i smaż przez 4 minuty z każdej strony.
2. Dodać pozostałe składniki oprócz sera i wymieszać.
3. Posyp serem na wierzchu, włóż patelnię do piekarnika i piecz w temperaturze 350 stopni F przez 20 minut.
4. Rozłóż wszystko pomiędzy talerze i podawaj.

Odżywianie: Kalorie 280, Tłuszcz 17, Błonnik 5,5, Węglowodany 11,2, Białko 14

Ryż z wieprzowiną i oregano

Czas przygotowania: 10 minut.
Czas przygotowania: 35 minut.
Porcje: 4

Składniki:
- 1 łyżka oliwy z oliwek
- 1 funt szarpanej wieprzowiny, pokrojonej w kostkę
- 1 łyżka posiekanego oregano
- 1 szklanka białego ryżu
- 2 szklanki bulionu z kurczaka o niskiej zawartości sodu
- czarny pieprz do smaku
- 2 posiekane ząbki czosnku
- Sok z ½ cytryny
- 1 łyżka posiekanej kolendry

Adresy:
1. Rozgrzej patelnię z oliwą na średnim ogniu, dodaj mięso i czosnek i smaż przez 5 minut.
2. Dodać ryż, bulion i pozostałe składniki, doprowadzić do wrzenia i gotować na średnim ogniu przez 30 minut.
3. Rozłóż wszystko pomiędzy talerze i podawaj.

Odżywianie: Kalorie 330, tłuszcz 13, błonnik 5,2, węglowodany 13,4, białko 22,2

kulki wieprzowe

Czas przygotowania: 10 minut.
Czas przygotowania: 30 minut.
Porcje: 4

Składniki:
- 3 łyżki mąki migdałowej
- 2 łyżki oleju z awokado
- 2 ubite jajka
- czarny pieprz do smaku
- 2 funty wieprzowiny, mielonej
- 1 łyżka posiekanej kolendry
- 10 uncji sosu pomidorowego z puszki, bez dodatku soli

Adresy:
1. W misce wymieszaj wieprzowinę z mąką i pozostałymi składnikami oprócz sosu i oleju, dobrze wymieszaj i z tej mieszanki uformuj średnie klopsiki.
2. Rozgrzewamy patelnię z olejem na średnim ogniu, wrzucamy klopsiki i smażymy po 3 minuty z każdej strony, dodajemy sos, delikatnie mieszamy, doprowadzamy do wrzenia i gotujemy na średnim ogniu kolejne 20 minut.
3. Rozłóż wszystko do misek i podawaj.

Odżywianie: Kalorie 332, tłuszcz 18, błonnik 4, węglowodany 14,3, białko 25

Wieprzowina i endywia

Czas przygotowania: 10 minut.
Czas przygotowania: 35 minut.
Porcje: 4

Składniki:

- 1 funt szarpanej wieprzowiny, pokrojonej w kostkę
- 2 endywie, pokrojone w plasterki i starte
- 1 szklanka bulionu wołowego o niskiej zawartości sodu
- 1 łyżeczka chili w proszku
- Szczypta czarnego pieprzu
- 1 czerwona cebula, posiekana
- 1 łyżka oliwy z oliwek

Adresy:

1. Rozgrzewamy patelnię z olejem na średnim ogniu, dodajemy cebulę i cykorię, mieszamy i smażymy przez 5 minut.
2. Dodać mięso, wymieszać i smażyć kolejne 5 minut.
3. Dodać pozostałe składniki, doprowadzić do wrzenia i gotować na średnim ogniu jeszcze przez 25 minut.
4. Rozłóż wszystko pomiędzy talerze i podawaj.

Odżywianie: Kalorie 330, Tłuszcz 12,6, Błonnik 4,2, Węglowodany 10, Białko 22

Rzodkiew wieprzowa i szczypiorek

Czas przygotowania: 10 minut.
Czas przygotowania: 35 minut.
Porcje: 4

Składniki:
- 1 szklanka rzodkiewek, pokrojonych w kostkę
- 1 funt szarpanej wieprzowiny, pokrojonej w kostkę
- 1 łyżka oliwy z oliwek
- 1 czerwona cebula, posiekana
- 1 szklanka pomidorów z puszki, bez dodatku soli, rozdrobnionych
- 1 łyżka posiekanego szczypiorku
- 2 posiekane ząbki czosnku
- czarny pieprz do smaku
- 1 łyżeczka octu balsamicznego

Adresy:
1. Rozgrzej patelnię z olejem na średnim ogniu, dodaj cebulę i czosnek, wymieszaj i smaż przez 5 minut.
2. Dodaj mięso i smaż przez kolejne 5 minut.
3. Dodać rzodkiewki i pozostałe składniki, doprowadzić do wrzenia i gotować na średnim ogniu przez kolejne 25 minut.
4. Rozłóż wszystko do misek i podawaj.

Odżywianie: kalorie 274, tłuszcz 14, błonnik 3,5, węglowodany 14,8, białko 24,1

Smażone klopsiki szpinakowo-miętowe

Czas przygotowania: 10 minut.
Czas przygotowania: 25 minut.
Porcje: 4

Składniki:
- 1 funt mielonego gulaszu wieprzowego
- 1 posiekana żółta cebula
- 1 ubite jajko
- 1 łyżka posiekanej mięty
- czarny pieprz do smaku
- 2 posiekane ząbki czosnku
- 2 łyżki oliwy z oliwek
- 1 szklanka pomidorków koktajlowych, przekrojonych na połówki
- 1 szklanka szpinaku baby
- ½ szklanki bulionu warzywnego o niskiej zawartości sodu

Adresy:
1. W misce wymieszaj mięso z cebulą i pozostałymi składnikami oprócz oliwy, pomidorkami koktajlowymi i szpinakiem, dobrze wymieszaj i z tej mieszanki uformuj średniej wielkości klopsiki.
2. Rozgrzej patelnię z oliwą z oliwek na średnim ogniu, włóż klopsiki i smaż po 5 minut z każdej strony.
3. Dodać szpinak, pomidory i bulion, wymieszać, gotować na wolnym ogniu przez 15 minut.
4. Rozłóż wszystko do misek i podawaj.

Odżywianie: Kalorie 320, Tłuszcz 13,4, Błonnik 6, Węglowodany 15,8, Białko 12

Klopsiki i sos kokosowy

Czas przygotowania: 10 minut.
Czas przygotowania: 20 minut.
Porcje: 4

Składniki:
- 2 funty wieprzowiny, mielonej
- czarny pieprz do smaku
- ¾ szklanki mąki migdałowej
- 2 ubite jajka
- 1 łyżka posiekanej natki pietruszki
- 2 czerwone cebule, posiekane
- 2 łyżki oliwy z oliwek
- ½ szklanki kremu kokosowego
- czarny pieprz do smaku

Adresy:
1. W misce wymieszaj wieprzowinę z mąką migdałową i pozostałymi składnikami oprócz cebuli, oleju i śmietany, dobrze wymieszaj i z tej mieszanki uformuj średniej wielkości klopsiki.
2. Rozgrzej patelnię z olejem na średnim ogniu, dodaj cebulę, wymieszaj i smaż przez 5 minut.
3. Dodaj klopsiki i gotuj przez kolejne 5 minut.
4. Dodać śmietankę kokosową, doprowadzić do wrzenia, gotować kolejne 10 minut, rozdzielić do misek i podawać.

Odżywianie: Kalorie 435, tłuszcz 23, błonnik 14, węglowodany 33,2, białko 12,65

Soczewica i wieprzowina z kurkumą

Czas przygotowania: 10 minut.
Czas przygotowania: 25 minut.
Porcje: 4

Składniki:

- 1 funt szarpanej wieprzowiny, pokrojonej w kostkę
- ½ szklanki sosu pomidorowego, bez dodatku soli
- 1 posiekana żółta cebula
- 2 łyżki oliwy z oliwek
- 1 szklanka soczewicy z puszki, bez dodatku soli, odsączonej
- 1 łyżeczka curry w proszku
- 1 łyżeczka kurkumy w proszku
- czarny pieprz do smaku

Adresy:

1. Rozgrzej patelnię z olejem na średnim ogniu, dodaj cebulę i mięso i smaż przez 5 minut.
2. Dodać sos i pozostałe składniki, wymieszać, gotować na średnim ogniu przez 20 minut, rozłożyć wszystko do misek i podawać.

Odżywianie: Kalorie 367, Tłuszcz 23, Błonnik 6,9, Węglowodany 22,1, Białko 22

Smażona jagnięcina

Czas przygotowania: 10 minut.
Czas przygotowania: 25 minut.
Porcje: 4

Składniki:
- 1 funt mielonej jagnięciny
- 1 łyżka oleju z awokado
- 1 czerwona papryka pokrojona w paski
- 1 czerwona cebula pokrojona w plasterki
- 2 pomidory pokrojone w kostkę
- 1 marchewka pokrojona w kostkę
- 2 bulwy kopru włoskiego, pokrojone w plasterki
- czarny pieprz do smaku
- 2 łyżki octu balsamicznego
- 1 łyżka posiekanej kolendry

Adresy:
1. Rozgrzej patelnię z olejem na średnim ogniu, dodaj cebulę i mięso i smaż przez 5 minut.
2. Dodać paprykę i pozostałe składniki, wymieszać, smażyć na średnim ogniu kolejne 20 minut, rozłożyć do misek i od razu podawać.

Odżywianie: Kalorie 367, Tłuszcz 14,3, Błonnik 4,3, Węglowodany 15,8, Białko 16

Wieprzowina z burakami

Czas przygotowania: 10 minut.
Czas przygotowania: 30 minut.
Porcje: 4

Składniki:

- 1 funt wieprzowiny, pokrojonej w kostkę
- 2 małe buraki, obrane i pokrojone w kostkę
- 2 łyżki oliwy z oliwek
- 1 posiekana żółta cebula
- 2 posiekane ząbki czosnku
- Sól i czarny pieprz do smaku
- ½ szklanki kremu kokosowego.

Adresy:

1. Rozgrzej patelnię z olejem na średnim ogniu, dodaj cebulę i czosnek, wymieszaj i smaż przez 5 minut.
2. Dodaj mięso i smaż przez kolejne 5 minut.
3. Dodać pozostałe składniki, doprowadzić do wrzenia i gotować na średnim ogniu przez 20 minut.
4. Rozłóż mieszaninę pomiędzy talerzami i podawaj.

Odżywianie: Kalorie 311, Tłuszcz 14,3, Błonnik 4,5, Węglowodany 15,2, Białko 17

jagnięcina i kapusta

Czas przygotowania: 10 minut.
Czas przygotowania: 35 minut.
Porcje: 4

Składniki:
- 2 łyżki oleju z awokado
- 1 funt gulaszu jagnięcego, pokrojonego w grubszą kostkę
- 1 jarmuż, posiekany
- 1 szklanka pomidorów z puszki, bez dodatku soli, posiekanych
- 1 posiekana żółta cebula
- 1 łyżeczka suszonego tymianku
- czarny pieprz do smaku
- 2 posiekane ząbki czosnku

1. **Adresy:**
2. Rozgrzej patelnię z olejem na średnim ogniu, dodaj cebulę i czosnek i smaż przez 5 minut.
3. Dodaj mięso i smaż przez kolejne 5 minut.
4. Dodać pozostałe składniki, wymieszać, doprowadzić do wrzenia i gotować na średnim ogniu przez kolejne 25 minut.
5. Rozłóż wszystko pomiędzy talerze i podawaj.

Odżywianie: Kalorie 325, tłuszcz 11, błonnik 6,1, węglowodany 11,7, białko 16

Jagnięcina z kukurydzą i okrą

Czas przygotowania: 10 minut.
Czas przygotowania: 30 minut.
Porcje: 4

Składniki:
- 1 funt gulaszu jagnięcego, pokrojonego w grubszą kostkę
- 1 posiekana żółta cebula
- 2 posiekane ząbki czosnku
- 2 łyżki oleju z awokado
- 1 szklanka okry, posiekanej
- 1 szklanka kukurydzy
- 1 szklanka bulionu warzywnego o niskiej zawartości sodu
- 1 łyżka posiekanej natki pietruszki

Adresy:
1. Rozgrzej patelnię z olejem na średnim ogniu, dodaj cebulę i czosnek, wymieszaj i smaż przez 5 minut.
2. Dodać mięso, wymieszać i smażyć kolejne 5 minut.
3. Dodać pozostałe składniki, wymieszać, doprowadzić do wrzenia i gotować na średnim ogniu przez 20 minut.
4. Rozłóż wszystko do misek i podawaj.

Odżywianie: Kalorie 314, tłuszcz 12, błonnik 4,4, węglowodany 13,3, białko 17

Wieprzowina z musztardą i estragonem

Czas przygotowania: 10 minut.
Czas przygotowania: 8 godzin.
Porcje: 4

Składniki:
- 2 funty pieczonej wieprzowiny, pokrojonej w plasterki
- 2 łyżki oliwy z oliwek
- czarny pieprz do smaku
- 1 łyżka posiekanego estragonu
- 2 szalotki, posiekane
- 1 szklanka bulionu warzywnego o niskiej zawartości sodu
- 1 łyżka posiekanego tymianku
- 1 łyżka musztardy

Adresy:
1. W powolnym naczyniu połącz pieczeń z czarnym pieprzem i pozostałymi składnikami, przykryj i gotuj na małym ogniu przez 8 godzin.
2. Rozłóż pieczeń wieprzową pomiędzy talerzami, skrop ze wszystkich stron sosem musztardowym i podawaj.

Odżywianie: Kalorie 305, Tłuszcz 14,5, Błonnik 5,4, Węglowodany 15,7, Białko 18

Wieprzowina z kiełkami i kaparami

Czas przygotowania: 10 minut.
Czas przygotowania: 35 minut.
Porcje: 4

Składniki:
- 2 łyżki oliwy z oliwek
- 1 szklanka bulionu warzywnego o niskiej zawartości sodu
- 2 łyżki kaparów, odsączonych
- 500 g kotletów schabowych
- 1 szklanka kiełków fasoli
- 1 żółta cebula, pokrojona w kostkę
- czarny pieprz do smaku

Adresy:
1. Rozgrzej patelnię z olejem na średnim ogniu, dodaj cebulę i mięso i smaż przez 5 minut.
2. Dodaj resztę składników, włóż patelnię do piekarnika i piecz w temperaturze 390 stopni F przez 30 minut.
3. Rozłóż wszystko pomiędzy talerze i podawaj.

Odżywianie: kalorie 324, tłuszcz 12,5, błonnik 6,5, węglowodany 22,2, białko 15,6

Wieprzowina z brukselką

Czas przygotowania: 10 minut.
Czas przygotowania: 35 minut.
Porcje: 4

Składniki:
- 2 funty wieprzowiny na gulasz, pokrojone w kostkę
- ¼ szklanki sosu pomidorowego o niskiej zawartości sodu
- czarny pieprz do smaku
- ½ funta brukselki przekrojonej na pół
- 1 łyżka oliwy z oliwek
- 2 posiekany szczypiorek
- 1 łyżka posiekanej kolendry

Adresy:
1. Rozgrzej patelnię z olejem na średnim ogniu, dodaj cebulę i kiełki i smaż przez 5 minut.
2. Dodać mięso i pozostałe składniki, doprowadzić do wrzenia i gotować na średnim ogniu przez kolejne 30 minut.
3. Rozłóż wszystko pomiędzy talerze i podawaj.

Odżywianie: kalorie 541, tłuszcz 25,6, błonnik 2,6, węglowodany 6,5, białko 68,7

Mieszanka gorącej wieprzowiny i fasolki szparagowej

Czas przygotowania: 10 minut.
Czas przygotowania: 20 minut.
Porcje: 4

Składniki:
- 1 posiekana żółta cebula
- 2 funty wieprzowiny, pokrojonej w paski
- ½ funta zielonej fasolki, przyciętej i przekrojonej na pół
- 1 czerwona papryka, posiekana
- czarny pieprz do smaku
- 1 łyżka oliwy z oliwek
- ¼ szklanki posiekanego czerwonego chilli
- 1 szklanka bulionu warzywnego o niskiej zawartości sodu

Adresy:
1. Rozgrzej patelnię z olejem na średnim ogniu, dodaj cebulę i smaż przez 5 minut.
2. Dodaj mięso i smaż przez kolejne 5 minut.
3. Dodać resztę składników, wymieszać, smażyć 10 minut na średnim ogniu, rozłożyć na talerze i podawać.

Odżywianie: Kalorie 347, Tłuszcz 24,8, Błonnik 3,3, Węglowodany 18,1, Białko 15,2

jagnięcina z komosą ryżową

Czas przygotowania: 10 minut.
Czas przygotowania: 30 minut.
Porcje: 4

Składniki:
    1 szklanka komosy ryżowej
    2 szklanki bulionu z kurczaka o niskiej zawartości sodu
    1 łyżka oliwy z oliwek
    1 szklanka kremu kokosowego
    2 funty gulaszu jagnięcego pokrojonego w kostkę
    2 szalotki, posiekane
    2 posiekane ząbki czosnku
    czarny pieprz do smaku
    Szczypta pokruszonych płatków czerwonej papryki

Adresy:
1. Rozgrzej patelnię z oliwą na średnim ogniu, dodaj szalotkę i czosnek, wymieszaj i smaż przez 5 minut.
2. Dodaj mięso i smaż przez kolejne 5 minut.
3. Dodać pozostałe składniki, wymieszać, doprowadzić do wrzenia, zmniejszyć ogień do średniego i gotować przez 20 minut.
4. Rozłożyć do miseczek i podawać.

Odżywianie: Kalorie 755, tłuszcz 37, błonnik 4,4, węglowodany 32, białko 71,8

Bułka z jagnięciną i bok choy

Czas przygotowania: 10 minut.
Czas przygotowania: 30 minut.
Porcje: 4

Składniki:
- 1 szklanka bulionu z kurczaka o niskiej zawartości sodu
- 1 szklanka bok choy, posiekana
- 1 funt gulaszu jagnięcego, pokrojonego w grubszą kostkę
- 2 łyżki oleju z awokado
- 1 posiekana żółta cebula
- 1 posiekana marchewka
- czarny pieprz do smaku

Adresy:
1. Rozgrzej patelnię z olejem na średnim ogniu, dodaj cebulę i marchewkę i smaż przez 5 minut.
2. Dodaj mięso i smaż przez kolejne 5 minut.
3. Dodać pozostałe składniki, doprowadzić do wrzenia i gotować na średnim ogniu przez 20 minut.
4. Rozłóż wszystko pomiędzy talerze i podawaj.

Odżywianie: Kalorie 360, Tłuszcz 14,5, Błonnik 5, Węglowodany 22,4, Białko 16

Wieprzowina z okrą i oliwkami

Czas przygotowania: 10 minut.
Czas przygotowania: 35 minut.
Porcje: 4

Składniki:
- ½ szklanki bulionu warzywnego o niskiej zawartości sodu
- 1 szklanka okry, posiekanej
- 1 szklanka czarnych oliwek, wypestkowanych i przekrojonych na połówki
- 2 łyżki oliwy z oliwek
- 4 kotlety schabowe
- 1 czerwona cebula, pokrojona w kostkę
- czarny pieprz do smaku
- ½ łyżki płatków czerwonej papryki
- 3 łyżki aminokwasów kokosowych

Adresy:
1. Nasmaruj patelnię olejem i włóż do niej kotlety schabowe.
2. Dodać resztę składników, delikatnie wymieszać i piec w temperaturze 390 stopni F przez 35 minut.
3. Rozłóż wszystko pomiędzy talerze i podawaj.

Odżywianie: Kalorie 310, Tłuszcz 14,6, Błonnik 6, Węglowodany 20,4, Białko 16

Wieprzowina i kapary Jęczmień

Czas przygotowania: 10 minut.
Czas przygotowania: 35 minut.
Porcje: 4

Składniki:
- 1 szklanka jęczmienia
- 2 szklanki bulionu z kurczaka o niskiej zawartości sodu
- 1 funt szarpanej wieprzowiny, pokrojonej w kostkę
- 1 czerwona cebula pokrojona w plasterki
- 1 łyżka oliwy z oliwek
- czarny pieprz do smaku
- 1 łyżeczka proszku z kozieradki
- 1 łyżka posiekanego szczypiorku
- 1 łyżka kaparów, odsączonych

Adresy:
1. Rozgrzej patelnię z olejem na średnim ogniu, dodaj cebulę i mięso i smaż przez 5 minut.
2. Dodać jęczmień i pozostałe składniki, wymieszać, dusić na średnim ogniu przez 30 minut.
3. Rozłóż wszystko do misek i podawaj.

Odżywianie: Kalorie 447, Tłuszcz 15,6, Błonnik 8,6, Węglowodany 36,5, Białko 39,8

Mieszanka wieprzowiny i zielonej cebuli

Czas przygotowania: 10 minut.
Czas przygotowania: 40 minut.
Porcje: 5

Składniki:
- 1 funt wieprzowiny, pokrojonej w kostkę
- 1 łyżka oleju z awokado
- 1 posiekana żółta cebula
- 1 pęczek posiekanej zielonej cebuli
- 4 ząbki czosnku, posiekane
- 1 szklanka sosu pomidorowego o niskiej zawartości sodu
- czarny pieprz do smaku

Adresy:
1. Rozgrzej patelnię z olejem na średnim ogniu, dodaj cebulę i szalotkę, wymieszaj i smaż przez 5 minut.
2. Dodać mięso, wymieszać i smażyć kolejne 5 minut.
3. Dodać pozostałe składniki, wymieszać i gotować na średnim ogniu przez kolejne 30 minut.
4. Rozłóż wszystko do misek i podawaj.

Odżywianie: Kalorie 206, Tłuszcz 8,6, Błonnik 1,8, Węglowodany 7,2, Białko 23,4

Gałka muszkatołowa wieprzowa i czarna fasola

Czas przygotowania: 5 minut.
Czas przygotowania: 40 minut.
Porcje: 8

Składniki:
- 2 łyżki oliwy z oliwek
- 1 szklanka czarnej fasoli z puszki, bez dodatku soli, odsączonej
- 1 posiekana żółta cebula
- 1 szklanka pomidorów z puszki, bez dodatku soli, posiekanych
- 2 funty wieprzowiny na gulasz, pokrojone w kostkę
- 2 posiekane ząbki czosnku
- czarny pieprz do smaku
- ½ łyżeczki mielonej gałki muszkatołowej

Adresy:
1. Rozgrzej patelnię z olejem na średnim ogniu, dodaj cebulę i czosnek i smaż przez 5 minut.
2. Dodać mięso, wymieszać i smażyć kolejne 5 minut.
3. Dodać pozostałe składniki, wymieszać, doprowadzić do wrzenia i gotować na średnim ogniu przez 30 minut.
4. Rozłóż mieszaninę do misek i podawaj.

Odżywianie: Kalorie 365, tłuszcz 14,9, błonnik 4,3, węglowodany 17,6, białko 38,8

Sałatka z łososia i brzoskwiń

Czas przygotowania: 10 minut.
Czas przygotowania: 0 minut.
Porcje: 4

Składniki:
- 2 filety z łososia wędzonego, bez kości, bez skóry i pokrojone w kostkę
- 2 brzoskwinie, wypestkowane i pokrojone w kostkę
- 1 łyżeczka oliwy z oliwek
- Szczypta czarnego pieprzu
- 2 szklanki szpinaku baby
- ½ łyżki octu balsamicznego
- 1 łyżka soku z cytryny
- 1 łyżka posiekanej kolendry

Adresy:
1. W salaterce wymieszaj łososia z brzoskwiniami i pozostałymi składnikami, wymieszaj i podawaj na zimno.

Odżywianie: Kalorie 133, Tłuszcz 7,1, Błonnik 1,5, Węglowodany 8,2, Białko 1,7

Kapary z łososiem i koperkiem

Czas przygotowania: 10 minut.
Czas przygotowania: 15 minut.
Porcje: 4

Składniki:
- 2 łyżki oliwy z oliwek
- 4 filety z łososia, bez kości
- 1 łyżka kaparów, odsączonych
- 1 łyżka posiekanego koperku
- 1 posiekana szalotka
- ½ szklanki kremu kokosowego
- Szczypta czarnego pieprzu

Adresy:
1. Rozgrzej patelnię z olejem na średnim ogniu, dodaj szalotkę i kapary, wymieszaj i smaż przez 4 minuty.
2. Dodać łososia i smażyć po 3 minuty z każdej strony.
3. Dodać resztę składników, gotować kolejne 5 minut, rozłożyć na talerze i podawać.

Odżywianie: Kalorie 369, Tłuszcz 25,2, Błonnik 0,9, Węglowodany 2,7, Białko 35,5

Sałatka Z Łososiem I Ogórkiem

Czas przygotowania: 10 minut.
Czas przygotowania: 0 minut.
Porcje: 4

Składniki:
- 2 łyżki oliwy z oliwek
- ½ łyżeczki soku z cytryny
- ½ łyżeczki startej skórki z cytryny
- Szczypta czarnego pieprzu
- 1 szklanka czarnych oliwek, wypestkowanych i przekrojonych na połówki
- 1 szklanka pokrojonego w kostkę ogórka
- ½ funta wędzonego łososia, pozbawionego kości i pokrojonego w kostkę
- 1 łyżka posiekanego szczypiorku

Adresy:
1. W salaterce wymieszaj łososia z oliwkami i pozostałymi składnikami, wymieszaj i podawaj.

Odżywianie: Kalorie 170, Tłuszcz 13,1, Błonnik 1,3, Węglowodany 3,2, Białko 10,9

Tuńczyk i szalotka

Czas przygotowania: 10 minut.
Czas przygotowania: 15 minut.
Porcje: 4

Składniki:
- 4 steki z tuńczyka, bez kości i skóry
- 1 łyżka oliwy z oliwek
- 2 szalotki, posiekane
- 2 łyżki soku z limonki
- Szczypta czarnego pieprzu
- 1 łyżeczka słodkiej papryki
- ½ szklanki bulionu z kurczaka o niskiej zawartości sodu

Adresy:
1. Rozgrzej patelnię z olejem na średnim ogniu, dodaj szalotkę i smaż przez 3 minuty.
2. Dodać rybę i smażyć po 4 minuty z każdej strony.
3. Dodać resztę składników, smażyć kolejne 3 minuty, rozłożyć na talerze i podawać.

Odżywianie: kalorie 404, tłuszcz 34,6, błonnik 0,3, węglowodany 3, białko 21,4

mieszanka miętowego dorsza

Czas przygotowania: 10 minut.
Czas przygotowania: 17 minut.
Porcje: 4

Składniki:
- 2 łyżki oliwy z oliwek
- 1 łyżka soku z cytryny
- 1 łyżka posiekanej mięty
- 4 filety z dorsza bez kości
- 1 łyżeczka startej skórki z cytryny
- Szczypta czarnego pieprzu
- ¼ szklanki posiekanej szalotki
- ½ szklanki bulionu z kurczaka o niskiej zawartości sodu

Adresy:
1. Rozgrzej patelnię z olejem na średnim ogniu, dodaj szalotkę, wymieszaj i smaż przez 5 minut.
2. Dodać dorsza, sok z cytryny i pozostałe składniki, doprowadzić do wrzenia i gotować na średnim ogniu przez 12 minut.
3. Rozłóż wszystko pomiędzy talerze i podawaj.

Odżywianie: Kalorie 160, Tłuszcz 8,1, Błonnik 0,2, Węglowodany 2, Białko 20,5

Dorsz i pomidory

Czas przygotowania: 10 minut.
Czas przygotowania: 16 minut.
Porcje: 4

Składniki:
- 2 łyżki oliwy z oliwek
- 2 posiekane ząbki czosnku
- ½ szklanki bulionu warzywnego o niskiej zawartości sodu
- 4 filety z dorsza bez kości
- 1 szklanka pomidorków koktajlowych, przekrojonych na połówki
- 2 łyżki soku z limonki
- Szczypta czarnego pieprzu
- 1 łyżka posiekanego szczypiorku

Adresy:
1. Rozgrzej patelnię z olejem na średnim ogniu, dodaj czosnek i rybę i smaż po 3 minuty z każdej strony.
2. Dodać pozostałe składniki, doprowadzić do wrzenia i gotować na średnim ogniu przez kolejne 10 minut.
3. Rozłóż wszystko pomiędzy talerze i podawaj.

Odżywianie: Kalorie 169, Tłuszcz 8,1, Błonnik 0,8, Węglowodany 4,7, Białko 20,7

Tuńczyk z papryką

Czas przygotowania: 4 minuty.
Czas przygotowania: 10 minut.
Porcje: 4

Składniki:
- 2 łyżki oliwy z oliwek
- 4 steki z tuńczyka, bez kości
- 2 łyżeczki słodkiej papryki
- ½ łyżeczki chili w proszku
- Szczypta czarnego pieprzu

Adresy:
1. Rozgrzej patelnię z olejem na średnim ogniu, włóż steki z tuńczyka, dopraw papryką, czarnym pieprzem i mielonym chilli, smaż po 5 minut z każdej strony, rozdziel pomiędzy talerze i podawaj z dodatkami.

Odżywianie: kalorie 455, tłuszcz 20,6, błonnik 0,5, węglowodany 0,8, białko 63,8

dorsz pomarańczowy

Czas przygotowania: 5 minut.
Czas przygotowania: 12 minut.
Porcje: 4

Składniki:
- 1 łyżka posiekanej natki pietruszki
- 4 filety z dorsza bez kości
- 1 szklanka soku pomarańczowego
- 2 posiekany szczypiorek
- 1 łyżeczka skórki pomarańczowej
- 1 łyżka oliwy z oliwek
- 1 łyżeczka octu balsamicznego
- Szczypta czarnego pieprzu

Adresy:
1. Rozgrzej patelnię z olejem na średnim ogniu, dodaj cebulę dymkę i smaż przez 2 minuty.
2. Dodać rybę i pozostałe składniki, smażyć po 5 minut z każdej strony, rozłożyć wszystko na talerze i podawać.

Odżywianie: kalorie 152, tłuszcz 4,7, błonnik 0,4, węglowodany 7,2, białko 20,6

Łosoś bazyliowy

Czas przygotowania: 5 minut.
Czas przygotowania: 14 minut.
Porcje: 4

Składniki:
- 2 łyżki oliwy z oliwek
- 4 filety z łososia, bez skóry
- 2 posiekane ząbki czosnku
- Szczypta czarnego pieprzu
- 2 łyżki octu balsamicznego
- 2 łyżki posiekanej bazylii

Adresy:
1. Rozgrzewamy patelnię z oliwą, wrzucamy rybę i smażymy po 4 minuty z każdej strony.
2. Dodać resztę składników, dusić wszystko jeszcze 6 minut.
3. Rozłóż wszystko pomiędzy talerze i podawaj.

Odżywianie: kalorie 300, tłuszcz 18, błonnik 0,1, węglowodany 0,6, białko 34,7

Dorsz i biały sos

Czas przygotowania: 10 minut.
Czas przygotowania: 15 minut.
Porcje: 4

Składniki:
- 2 łyżki oliwy z oliwek
- 4 filety z dorsza, bez kości i skóry
- 1 posiekana szalotka
- ½ szklanki kremu kokosowego
- 3 łyżki odtłuszczonego jogurtu
- 2 łyżki posiekanego koperku
- Szczypta czarnego pieprzu
- 1 posiekany ząbek czosnku

Adresy:
1. Rozgrzej patelnię z olejem na średnim ogniu, dodaj szalotki i smaż przez 5 minut.
2. Dodaj rybę i pozostałe składniki i gotuj przez kolejne 10 minut.
3. Rozłóż wszystko pomiędzy talerze i podawaj.

Odżywianie: kalorie 252, tłuszcz 15,2, błonnik 0,9, węglowodany 7,7, białko 22,3

Halibut i rzodkiewka są mieszane

Czas przygotowania: 10 minut.
Czas przygotowania: 15 minut.
Porcje: 4

Składniki:
- 2 szalotki, posiekane
- 4 filety z halibuta bez kości
- 1 szklanka rzodkiewek, przekrojonych na pół
- 1 szklanka posiekanych pomidorów
- 1 łyżka oliwy z oliwek
- 1 łyżka posiekanej kolendry
- 2 łyżeczki soku z cytryny
- Szczypta czarnego pieprzu

Adresy:
1. Nasmaruj patelnię olejem i włóż do niej rybę.
2. Dodaj resztę składników, włóż do piekarnika i piecz w temperaturze 400 stopni F przez 15 minut.
3. Rozłóż wszystko pomiędzy talerze i podawaj.

Odżywianie: Kalorie 231, Tłuszcz 7,8, Błonnik 6, Węglowodany 11,9, Białko 21,1

Mieszanka łososia i migdałów

Czas przygotowania: 10 minut.
Czas przygotowania: 15 minut.
Porcje: 4

Składniki:
- 2 łyżki oliwy z oliwek
- ½ szklanki posiekanych migdałów
- 4 filety z łososia, bez kości
- 1 posiekana szalotka
- ½ szklanki bulionu warzywnego o niskiej zawartości sodu
- 2 łyżki posiekanej natki pietruszki
- czarny pieprz do smaku

Adresy:
1. Rozgrzej patelnię z olejem na średnim ogniu, dodaj szalotkę i smaż przez 4 minuty.
2. Dodać łososia i pozostałe składniki, smażyć po 5 minut z każdej strony, rozłożyć na talerze i podawać.

Odżywianie: Kalorie 240, Tłuszcz 6,4, Błonnik 2,6, Węglowodany 11,4, Białko 15

Dorsz i brokuły

Czas przygotowania: 10 minut.
Czas przygotowania: 20 minut.
Porcje: 4

Składniki:
- 2 łyżki aminokwasów kokosowych
- 1 funt różyczek brokułów
- 4 filety z dorsza bez kości
- 1 czerwona cebula, posiekana
- 2 łyżki oliwy z oliwek
- ¼ szklanki bulionu z kurczaka o niskiej zawartości sodu
- czarny pieprz do smaku

Adresy:
1. Rozgrzej patelnię z olejem na średnim ogniu, dodaj cebulę i brokuły i smaż przez 5 minut.
2. Dodaj rybę i pozostałe składniki, gotuj przez kolejne 20 minut, rozłóż wszystko na talerze i podawaj.

Odżywianie: Kalorie 220, Tłuszcz 14,3, Błonnik 6,3, Węglowodany 16,2, Białko 9

Mieszanka imbirowego okonia morskiego

Czas przygotowania: 10 minut.
Czas przygotowania: 15 minut.
Porcje: 4

Składniki:
- 1 łyżka octu balsamicznego
- 1 łyżka startego imbiru
- 2 łyżki oliwy z oliwek
- czarny pieprz do smaku
- 4 filety z okonia morskiego bez kości
- 1 łyżka posiekanej kolendry

Adresy:
1. Rozgrzewamy patelnię z olejem na średnim ogniu, wrzucamy rybę i smażymy po 5 minut z każdej strony.
2. Dodać resztę składników, smażyć całość jeszcze 5 minut, rozłożyć pomiędzy talerze i podawać.

Odżywianie: Kalorie 267, Tłuszcz 11,2, Błonnik 5,2, Węglowodany 14,3, Białko 14,3

Łosoś i fasolka szparagowa

Czas przygotowania: 10 minut.
Czas przygotowania: 20 minut.
Porcje: 4

Składniki:
- 2 łyżki oliwy z oliwek
- 1 szklanka bulionu z kurczaka o niskiej zawartości sodu
- 4 filety z łososia, bez kości
- 2 posiekane ząbki czosnku
- 1 łyżka startego imbiru
- ½ funta zielonej fasolki, przyciętej i przekrojonej na pół
- 2 łyżeczki octu balsamicznego
- ¼ szklanki posiekanego szczypiorku

Adresy:
1. Rozgrzej patelnię z olejem na średnim ogniu, dodaj dymkę i czosnek i smaż przez 5 minut.
2. Dodać łososia i smażyć po 5 minut z każdej strony.
3. Dodać resztę składników, gotować kolejne 5 minut, rozłożyć na talerze i podawać.

Odżywianie: Kalorie 220, Tłuszcz 11,6, Błonnik 2, Węglowodany 17,2, Białko 9,3

smażona musztarda

Czas przygotowania: 10 minut.
Czas przygotowania: 12 minut.
Porcje: 4

Składniki:
- 6 szklanek musztardy
- 2 łyżki oliwy z oliwek
- 2 posiekany szczypiorek
- ½ szklanki kremu kokosowego
- 2 łyżki słodkiej papryki
- czarny pieprz do smaku

Adresy:
1. Rozgrzej patelnię z olejem na średnim ogniu, dodaj cebulę, paprykę i czarny pieprz, wymieszaj i smaż przez 3 minuty.
2. Dodać musztardę i pozostałe składniki, wymieszać, gotować kolejne 9 minut, rozdzielić na talerze i podawać jako dekorację.

Odżywianie: kalorie 163, tłuszcz 14,8, błonnik 4,9, węglowodany 8,3, białko 3,6

Mieszanka Bok Choy

Czas przygotowania: 10 minut.
Czas przygotowania: 12 minut.
Porcje: 4

Składniki:

- 1 łyżka oleju z awokado
- 1 łyżka octu balsamicznego
- 1 posiekana żółta cebula
- 1 funt bok choy, rozdrobniony
- 1 łyżeczka kminku, mielonego
- 1 łyżka aminokwasów kokosowych
- ¼ szklanki bulionu warzywnego o niskiej zawartości sodu
- czarny pieprz do smaku

Adresy:

1. Rozgrzej patelnię z olejem na średnim ogniu, dodaj cebulę, kminek i czarny pieprz, wymieszaj i smaż przez 3 minuty.
2. Dodać bok choy i pozostałe składniki, wymieszać, smażyć kolejne 8-9 minut, rozłożyć na talerze i podawać jako dodatek.

Odżywianie: kalorie 38, tłuszcz 0,8, błonnik 2, węglowodany 6,5, białko 2,2

Mieszanka fasolki szparagowej i bakłażana

Czas przygotowania: 4 minuty.
Czas przygotowania: 40 minut.
Porcje: 4

Składniki:

- 1 funt zielonej fasolki, przyciętej i przekrojonej na pół
- 1 mały bakłażan, pokrojony na duże kawałki
- 1 posiekana żółta cebula
- 2 łyżki oliwy z oliwek
- 2 łyżki soku z limonki
- 1 łyżeczka wędzonej papryki
- ¼ szklanki bulionu warzywnego o niskiej zawartości sodu
- czarny pieprz do smaku
- ½ łyżeczki suszonego oregano

Adresy:

1. Na patelni połącz fasolkę szparagową z bakłażanem i pozostałymi składnikami, wymieszaj, włóż do piekarnika, piecz w temperaturze 100 stopni F przez 40 minut, rozdziel pomiędzy talerzami i podawaj jako dodatek.

Odżywianie: Kalorie 141, Tłuszcz 7,5, Błonnik 8,9, Węglowodany 19, Białko 3,7

Mieszanka oliwek i karczochów

Czas przygotowania: 5 minut.
Czas odnowienia: 0 minut
Porcje: 4

Składniki:
- 10 uncji serc karczochów w puszkach, bez dodatku soli, odsączonych i przeciętych na pół
- 1 szklanka czarnych oliwek, wypestkowanych i pokrojonych w plasterki
- 1 łyżka kaparów, odsączonych
- 1 szklanka zielonych oliwek, wypestkowanych i pokrojonych w plasterki
- 1 łyżka posiekanej natki pietruszki
- czarny pieprz do smaku
- 2 łyżki oliwy z oliwek
- 2 łyżki czerwonego octu winnego
- 1 łyżka posiekanego szczypiorku

Adresy:
1. W salaterce połącz karczochy z oliwkami i pozostałymi składnikami, wymieszaj i podawaj jako dekorację.

Odżywianie: Kalorie 138, tłuszcz 11, błonnik 5,1, węglowodany 10, białko 2,7

Dip z kurkumy i pieprzu

Czas przygotowania: 4 minuty.
Czas przygotowania: 0 minut.
Porcje: 4

Składniki:
- 1 łyżeczka kurkumy w proszku
- 1 szklanka kremu kokosowego
- 14 uncji czerwonej papryki bez dodatku soli, posiekanej
- Sok z ½ cytryny
- 1 łyżka posiekanego szczypiorku

Adresy:
1. Paprykę z kurkumą i wszystkimi pozostałymi składnikami oprócz szczypiorku wymieszaj w blenderze, dobrze zmiksuj, rozłóż do misek i podawaj jako kanapkę posypaną szczypiorkiem.

Odżywianie: kalorie 183, tłuszcz 14,9, błonnik 3. węglowodany 12,7, białko 3,4

Krem do soczewek

Czas przygotowania: 5 minut.
Czas przygotowania: 0 minut.
Porcje: 4

Składniki:
- 14 uncji soczewicy z puszki, odsączonej, bez dodatku soli, opłukanej
- sok z 1 cytryny
- 2 posiekane ząbki czosnku
- 2 łyżki oliwy z oliwek
- ½ szklanki posiekanej kolendry

Adresy:
1. Soczewicę zmiksować w blenderze z oliwą i pozostałymi składnikami, dobrze wymieszać, rozdzielić do misek i podawać jako dodatek do dania.

Odżywianie: Kalorie 416, Tłuszcz 8,2, Błonnik 30,4, Węglowodany 60,4, Białko 25,8

prażone orzechy

Czas przygotowania: 5 minut.
Czas przygotowania: 15 minut.
Porcje: 8

Składniki:
- ½ łyżeczki wędzonej papryki
- ½ łyżeczki chili w proszku
- ½ łyżeczki czosnku w proszku
- 1 łyżka oleju z awokado
- Szczypta pieprzu cayenne
- 14 uncji orzechów włoskich

Adresy:
1. Rozłóż orzechy na wyłożonej papierem blasze, dodaj paprykę i pozostałe składniki, wymieszaj i piecz w temperaturze 150 stopni F przez 15 minut.
2. Rozłóż do misek i podawaj jako przekąskę.

Odżywianie: Kalorie 311, Tłuszcz 29,6, Błonnik 3,6, Węglowodany 5,3, Białko 12

kwadraty żurawinowe

Czas przygotowania: 3 godziny i 5 minut

Czas przygotowania: 0 minut.
Porcje: 4

Składniki:
- 2 uncje kremu kokosowego
- 2 łyżki płatków owsianych
- 2 łyżki wiórków kokosowych
- 1 szklanka jagód

Adresy:
1. Do blendera włóż płatki owsiane, jagody i pozostałe składniki, dobrze je dociśnij i rozłóż na kwadratowy kształt.

Przed podaniem pokroić w kwadraty i włożyć do lodówki na 3 godziny.

Odżywianie: kalorie 66, tłuszcz 4,4, błonnik 1,8, węglowodany 5,4, białko 0,8

różyczki kalafiora

Czas przygotowania: 10 minut.
Czas przygotowania: 30 minut.
Porcje: 8

Składniki:
- 2 szklanki mąki pełnoziarnistej
- 2 łyżeczki proszku do pieczenia
- Szczypta czarnego pieprzu
- 2 ubite jajka
- 1 szklanka mleka migdałowego
- 1 szklanka różyczek kalafiora, posiekanych
- ½ szklanki startego niskotłuszczowego sera Cheddar

Adresy:
1. Do miski wsyp mąkę, kalafior i pozostałe składniki i dobrze wymieszaj.
2. Rozłóż na blasze do pieczenia, włóż do piekarnika, piecz w temperaturze 400 stopni F przez 30 minut, pokrój w batoniki i podawaj jako przekąskę.

Odżywianie: Kalorie 430, Tłuszcz 18,1, Błonnik 3,7, Węglowodany 54, Białko 14,5

Miski na nasiona i migdały

Czas przygotowania: 5 minut.
Czas przygotowania: 10 minut.
Porcje: 4

Składniki:
- 2 szklanki migdałów
- ¼ szklanki wiórków kokosowych
- 1 mango, obrane i pokrojone w kostkę
- 1 szklanka nasion słonecznika
- spray do gotowania

Adresy:
1. Rozłóż migdały, orzechy kokosowe, mango i słonecznik na blasze do pieczenia, posmaruj sprayem kuchennym, wymieszaj i piecz w temperaturze 400 stopni F przez 10 minut.
2. Rozłóż do misek i podawaj jako przekąskę.

Odżywianie: Kalorie 411, Tłuszcz 31,8, Błonnik 8,7, Węglowodany 25,8, Białko 13,3

Frytki

Czas przygotowania: 10 minut.
Czas przygotowania: 20 minut.
Porcje: 4

Składniki:
- 4 złote ziemniaki, obrane i pokrojone w cienkie plasterki
- 2 łyżki oliwy z oliwek
- 1 łyżka chili w proszku
- 1 łyżeczka słodkiej papryki
- 1 łyżka posiekanego szczypiorku

Adresy:
1. Rozłóż placki na wyłożonej papierem blasze, dodaj olej i pozostałe składniki, wymieszaj, włóż do piekarnika i piecz w temperaturze 390 stopni F przez 20 minut.
2. Rozłóż do misek i podawaj.

Odżywianie: kalorie 118, tłuszcz 7,4, błonnik 2,9, węglowodany 13,4, białko 1,3

Dip z jarmużu

Czas przygotowania: 10 minut.
Czas przygotowania: 20 minut.
Porcje: 4

Składniki:
- 1 pęczek liści jarmużu
- 1 szklanka kremu kokosowego
- 1 posiekana szalotka
- 1 łyżka oliwy z oliwek
- 1 łyżeczka chili w proszku
- Szczypta czarnego pieprzu

Adresy:
1. Rozgrzej patelnię z olejem na średnim ogniu, dodaj szalotkę, wymieszaj i smaż przez 4 minuty.
2. Dodać jarmuż i pozostałe składniki, doprowadzić do wrzenia i gotować na średnim ogniu przez 16 minut.
3. Zmiksuj blenderem zanurzeniowym, rozłóż do misek i podawaj jako przekąskę.

Odżywianie: Kalorie 188, Tłuszcz 17,9, Błonnik 2,1, Węglowodany 7,6, Białko 2,5

chipsy z buraków

Czas przygotowania: 10 minut.
Czas przygotowania: 35 minut.
Porcje: 4

Składniki:
- 2 buraki, obrane i pokrojone w cienkie plasterki
- 1 łyżka oleju z awokado
- 1 łyżeczka kminku, mielonego
- 1 łyżeczka nasion kopru włoskiego, zmiażdżonych
- 2 łyżeczki mielonego czosnku

Adresy:
1. Na wyłożoną papierem blachę do pieczenia rozłóż chipsy z buraków, dodaj olej i pozostałe składniki, wymieszaj, włóż do piekarnika i piecz w temperaturze 200 stopni F przez 35 minut.
2. Rozłóż do misek i podawaj jako przekąskę.

Odżywianie: kalorie 32, tłuszcz 0,7, błonnik 1,4, węglowodany 6,1, białko 1,1

dip z cukinii

Czas przygotowania: 5 minut.
Czas przygotowania: 10 minut.
Porcje: 4

Składniki:
- ½ szklanki odtłuszczonego jogurtu
- 2 posiekane cukinie
- 1 łyżka oliwy z oliwek
- 2 posiekany szczypiorek
- ¼ szklanki bulionu warzywnego o niskiej zawartości sodu
- 2 posiekane ząbki czosnku
- 1 łyżka posiekanego koperku
- Szczypta mielonej gałki muszkatołowej

Adresy:
1. Rozgrzej patelnię z olejem na średnim ogniu, dodaj cebulę i czosnek, wymieszaj i smaż przez 3 minuty.
2. Dodajemy cukinię i pozostałe składniki oprócz jogurtu, mieszamy, smażymy kolejne 7 minut i zdejmujemy z ognia.
3. Dodać jogurt, zmiksować blenderem zanurzeniowym, rozdzielić do misek i podawać.

Odżywianie: kalorie 76, tłuszcz 4,1, błonnik 1,5, węglowodany 7,2, białko 3,4

Mieszanka nasion i jabłek

Czas przygotowania: 10 minut.
Czas przygotowania: 20 minut.
Porcje: 4

Składniki:
- 2 łyżki oliwy z oliwek
- 1 łyżeczka wędzonej papryki
- 1 szklanka nasion słonecznika
- 1 szklanka nasion chia
- 2 jabłka, wydrążone i pokrojone w kostkę
- ½ łyżeczki kminku, mielonego
- Szczypta pieprzu cayenne

Adresy:
1. W misce połącz nasiona z jabłkami i pozostałymi składnikami, wymieszaj, rozłóż na wyłożonej papierem blasze, włóż do piekarnika i piecz w temperaturze 150 stopni F przez 20 minut.
2. Rozłóż do misek i podawaj jako przekąskę.

Odżywianie: kalorie 222, tłuszcz 15,4, błonnik 6,4, węglowodany 21,1, białko 4

Krem dyniowy

Czas przygotowania: 5 minut.
Czas przygotowania: 0 minut.
Porcje: 4

Składniki:
- 2 szklanki puree z dyni
- ½ szklanki pestek dyni
- 1 łyżka soku z cytryny
- 1 łyżka pasty sezamowej
- 1 łyżka oliwy z oliwek

Adresy:
1. Połącz dynię z nasionami i innymi składnikami w blenderze, dobrze zmiksuj, podziel do misek i podawaj jako dodatek.

Odżywianie: Kalorie 162, Tłuszcz 12,7, Błonnik 2,3, Węglowodany 9,7, Białko 5,5

Krem szpinakowy

Czas przygotowania: 10 minut.
Czas przygotowania: 20 minut.
Porcje: 4

Składniki:
- 1 funt posiekanego szpinaku
- 1 szklanka kremu kokosowego
- 1 szklanka odtłuszczonej mozzarelli, posiekanej
- Szczypta czarnego pieprzu
- 1 łyżka posiekanego koperku

Adresy:
1. Połącz szpinak ze śmietaną i pozostałymi składnikami w naczyniu do pieczenia, dobrze wymieszaj, włóż do piekarnika i piecz w temperaturze 200 stopni F przez 20 minut.
2. Rozłóż do misek i podawaj.

Odżywianie: kalorie 186, tłuszcz 14,8, błonnik 4,4, węglowodany 8,4, białko 8,8

Sos z oliwek i kolendry

Czas przygotowania: 5 minut.
Czas przygotowania: 0 minut.
Porcje: 4

Składniki:
- 1 czerwona cebula, posiekana
- 1 szklanka czarnych oliwek, wypestkowanych i przekrojonych na połówki
- 1 pokrojony w kostkę ogórek
- ¼ szklanki posiekanej kolendry
- Szczypta czarnego pieprzu
- 2 łyżki soku z limonki

Adresy:
1. W misce połącz oliwki z ogórkiem i resztą składników, wymieszaj i podawaj na zimno jako przekąskę.

Odżywianie: kalorie 64, tłuszcz 3,7, błonnik 2,1, węglowodany 8,4, białko 1,1

Dip ze szczypiorku i buraków

Czas przygotowania: 5 minut.
Czas przygotowania: 25 minut.
Porcje: 4

Składniki:
- 2 łyżki oliwy z oliwek
- 1 czerwona cebula, posiekana
- 2 łyżki posiekanego szczypiorku
- Szczypta czarnego pieprzu
- 1 burak, obrany i posiekany
- 8 uncji niskotłuszczowego serka śmietankowego
- 1 szklanka kremu kokosowego

Adresy:
1. Rozgrzej patelnię z olejem na średnim ogniu, dodaj cebulę i smaż przez 5 minut.
2. Dodać pozostałe składniki i smażyć kolejne 20 minut, regularnie mieszając.
3. Przełóż mieszaninę do blendera, dobrze zmiksuj, rozłóż do misek i podawaj.

Odżywianie: Kalorie 418, Tłuszcz 41,2, Błonnik 2,5, Węglowodany 10, Białko 6,4

sos ogórkowy

Czas przygotowania: 5 minut.
Czas przygotowania: 0 minut.
Porcje: 4

Składniki:
- 1 funt pokrojonych w kostkę ogórków
- 1 awokado, obrane, wypestkowane i pokrojone w kostkę
- 1 łyżka kaparów, odsączonych
- 1 łyżka posiekanego szczypiorku
- 1 mała czerwona cebula, pokrojona w kostkę
- 1 łyżka oliwy z oliwek
- 1 łyżka octu balsamicznego

Adresy:
1. W misce połącz ogórki z awokado i pozostałymi składnikami, wymieszaj, rozłóż do małych filiżanek i podawaj.

Odżywianie: kalorie 132, tłuszcz 4,4, błonnik 4, węglowodany 11,6, białko 4,5

dip z ciecierzycy

Czas przygotowania: 5 minut.
Czas przygotowania: 0 minut.
Porcje: 4

Składniki:
- 1 łyżka oliwy z oliwek
- 1 łyżka soku z cytryny
- 1 łyżka pasty sezamowej
- 2 łyżki posiekanego szczypiorku
- 2 posiekany szczypiorek
- 2 szklanki ciecierzycy z puszki, bez dodatku soli, odsączonej i opłukanej

Adresy:
1. W blenderze wymieszaj ciecierzycę z oliwą i pozostałymi składnikami oprócz szczypiorku, dobrze zmiksuj, podziel do misek, posyp szczypiorkiem i podawaj.

Odżywianie: Kalorie 280, Tłuszcz 13,3, Błonnik 5,5, Węglowodany 14,8, Białko 6,2

dip oliwny

Czas przygotowania: 4 minuty.
Czas przygotowania: 0 minut.
Porcje: 4

Składniki:
- 2 szklanki wydrylowanych i posiekanych czarnych oliwek
- 1 szklanka posiekanej mięty
- 2 łyżki oleju z awokado
- ½ szklanki kremu kokosowego
- ¼ szklanki soku z limonki
- Szczypta czarnego pieprzu

Adresy:
1. W blenderze połącz oliwki z miętą i pozostałymi składnikami, dobrze wymieszaj, rozłóż do misek i podawaj.

Odżywianie: kalorie 287, tłuszcz 13,3, błonnik 4,7, węglowodany 17,4, białko 2,4

Dip cebulowo-kokosowy

Czas przygotowania: 5 minut.
Czas przygotowania: 0 minut.
Porcje: 4

Składniki:
- 4 posiekany szczypiorek
- 1 posiekana szalotka
- 1 łyżka soku z limonki
- Szczypta czarnego pieprzu
- 2 uncje niskotłuszczowego sera mozzarella, posiekanego
- 1 szklanka kremu kokosowego
- 1 łyżka posiekanej natki pietruszki

Adresy:
1. W blenderze połącz szalotki z szalotką i innymi składnikami, dobrze zmiksuj, rozdziel pomiędzy miskami i podawaj jako dip na imprezę.

Odżywianie: Kalorie 271, tłuszcz 15,3, błonnik 5, węglowodany 15,9, białko 6,9

Orzeszki piniowe i dip kokosowy

Czas przygotowania: 5 minut.
Czas przygotowania: 0 minut.
Porcje: 4

Składniki:
- 8 uncji śmietanki kokosowej
- 1 łyżka posiekanych orzeszków piniowych
- 2 łyżki posiekanej natki pietruszki
- Szczypta czarnego pieprzu

Adresy:
1. Śmietanę wraz z orzeszkami pinii i resztą składników przełożyć do miski, dobrze wymieszać, rozdzielić pomiędzy miseczki i podawać.

Odżywianie: Kalorie 281, tłuszcz 13, błonnik 4,8, węglowodany 16, białko 3,56

Sos z rukoli i ogórka

Czas przygotowania: 5 minut.
Czas przygotowania: 0 minut.
Porcje: 4

Składniki:
- 4 posiekany szczypiorek
- 2 pomidory pokrojone w kostkę
- 4 ogórki, pokrojone w kostkę
- 1 łyżka octu balsamicznego
- 1 szklanka liści młodej rukoli
- 2 łyżki soku z cytryny
- 2 łyżki oliwy z oliwek
- Szczypta czarnego pieprzu

Adresy:
1. W misce szczypiorek łączy się z pomidorami i pozostałymi składnikami, miesza, rozprowadza w małych miseczkach i podaje jako przekąskę.

Odżywianie: Kalorie 139, Tłuszcz 3,8, Błonnik 4,5, Węglowodany 14, Białko 5,4

DIP serowy

Czas przygotowania: 5 minut.
Czas przygotowania: 0 minut.
Porcje: 6

Składniki:
- 1 łyżka posiekanej mięty
- 1 łyżka posiekanego oregano
- 10 uncji beztłuszczowego serka śmietankowego
- ½ szklanki imbiru, pokrojonego w plasterki
- 2 łyżki aminokwasów kokosowych

Adresy:
1. Połącz serek śmietankowy z imbirem i pozostałymi składnikami w blenderze, dobrze wymieszaj, podziel do małych filiżanek i podawaj.

Odżywianie: Kalorie 388, Tłuszcz 15,4, Błonnik 6, Węglowodany 14,3, Białko 6

Dip jogurtowy z papryką

Czas przygotowania: 5 minut.
Czas przygotowania: 0 minut.
Porcje: 4

Składniki:
- 3 szklanki jogurtu o niskiej zawartości tłuszczu
- 2 posiekany szczypiorek
- 1 łyżeczka słodkiej papryki
- ¼ szklanki posiekanych migdałów
- ¼ szklanki posiekanego koperku

Adresy:
1. W misce łączymy jogurt z cebulą i pozostałymi składnikami, ubijamy, rozdzielamy pomiędzy miseczki i podajemy.

Odżywianie: Kalorie 181, Tłuszcz 12,2, Błonnik 6, Węglowodany 14,1, Białko 7

sos kalafiorowy

Czas przygotowania: 5 minut.
Czas przygotowania: 0 minut.
Porcje: 4

Składniki:
- 1 funt różyczek kalafiora, blanszowanych
- 1 szklanka oliwek kalamata, wypestkowanych i przekrojonych na połówki
- 1 szklanka pomidorków koktajlowych, przekrojonych na połówki
- 1 łyżka oliwy z oliwek
- 1 łyżka soku z limonki
- Szczypta czarnego pieprzu

Adresy:
1. W misce połącz kalafior z oliwkami i pozostałymi składnikami, wymieszaj i podawaj.

Odżywianie: kalorie 139, tłuszcz 4, błonnik 3,6, węglowodany 5,5, białko 3,4

Krem z krewetek

Czas przygotowania: 5 minut.
Czas przygotowania: 0 minut.
Porcje: 4

Składniki:
- 8 uncji śmietanki kokosowej
- 1 funt krewetek, ugotowanych, obranych, oczyszczonych i posiekanych
- 2 łyżki posiekanego koperku
- 2 posiekany szczypiorek
- 1 łyżka posiekanej kolendry
- Szczypta czarnego pieprzu

Adresy:
1. W misce wymieszaj krewetki ze śmietaną i pozostałymi składnikami, ubij i podawaj jako smarowidło na imprezę.

Odżywianie: Kalorie 362, Tłuszcz 14,3, Błonnik 6, Węglowodany 14,6, Białko 5,9

sos brzoskwiniowy

Czas przygotowania: 4 minuty.
Czas przygotowania: 0 minut.
Porcje: 4

Składniki:

- 4 brzoskwinie, wypestkowane i pokrojone w kostkę
- 1 szklanka oliwek kalamata, wypestkowanych i przekrojonych na połówki
- 1 awokado, wypestkowane, obrane i pokrojone w kostkę
- 1 szklanka pomidorków koktajlowych, przekrojonych na połówki
- 1 łyżka oliwy z oliwek
- 1 łyżka soku z limonki
- 1 łyżka posiekanej kolendry

Adresy:

1. W misce połącz brzoskwinie z oliwkami i pozostałymi składnikami, dobrze wymieszaj i podawaj na zimno.

Odżywianie: Kalorie 200, Tłuszcz 7,5, Błonnik 5, Węglowodany 13,3, Białko 4,9

chipsy marchewkowe

Czas przygotowania: 10 minut.
Czas przygotowania: 20 minut.
Porcje: 4

Składniki:
- 4 marchewki, pokrojone w cienkie plasterki
- 2 łyżki oliwy z oliwek
- Szczypta czarnego pieprzu
- 1 łyżeczka słodkiej papryki
- ½ łyżeczki kurkumy w proszku
- Szczypta płatków czerwonej papryki

Adresy:
1. W misce połącz chipsy marchewkowe z olejem i pozostałymi składnikami, wymieszaj.
2. Rozłóż placki na wyłożonej papierem blasze do pieczenia, piecz w temperaturze 400 stopni F przez 25 minut, rozdziel pomiędzy miskami i podawaj jako przekąskę.

Odżywianie: kalorie 180, tłuszcz 3, błonnik 3,3, węglowodany 5,8, białko 1,3

Ukąszenia szparagów

Czas przygotowania: 4 minuty.
Czas przygotowania: 20 minut.
Porcje: 4

Składniki:
- 2 łyżki roztopionego oleju kokosowego
- 1 funt szparagów, przyciętych i przekrojonych na pół
- 1 łyżeczka czosnku w proszku
- 1 łyżeczka suszonego rozmarynu
- 1 łyżeczka chili w proszku

Adresy:
1. W misce wymieszaj szparagi z olejem i pozostałymi składnikami, wymieszaj, rozłóż na wyłożonej blachą do pieczenia i piecz w temperaturze 400 stopni F przez 20 minut.
2. Rozłóż do misek i podawaj na zimno jako przekąskę.

Odżywianie: Kalorie 170, Tłuszcz 4,3, Błonnik 4, Węglowodany 7, Białko 4,5

Pieczone miseczki figowe

Czas przygotowania: 4 minuty.
Czas przygotowania: 12 minut.
Porcje: 4

Składniki:
- 8 fig przekrojonych na pół
- 1 łyżka oleju z awokado
- 1 łyżeczka mielonej gałki muszkatołowej

Adresy:
1. Na patelni połącz figi z oliwą i gałką muszkatołową, wymieszaj i piecz w temperaturze 400 stopni F przez 12 minut.
2. Figi rozłóż do małych miseczek i podawaj jako przekąskę.

Odżywianie: kalorie 180, tłuszcz 4,3, błonnik 2, węglowodany 2, białko 3,2

Sos z kapusty i krewetek

Czas przygotowania: 5 minut.
Czas przygotowania: 6 minut.
Porcje: 4

Składniki:
- 2 szklanki czerwonej kapusty, posiekanej
- 1 funt krewetek, obranych i oczyszczonych
- 1 łyżka oliwy z oliwek
- Szczypta czarnego pieprzu
- 2 posiekany szczypiorek
- 1 szklanka posiekanych pomidorów
- ½ łyżeczki czosnku w proszku

Adresy:
1. Rozgrzewamy patelnię z olejem na średnim ogniu, wrzucamy krewetki, mieszamy i smażymy po 3 minuty z każdej strony.
2. W misce połącz kapustę z krewetkami i pozostałymi składnikami, wymieszaj, podziel do małych miseczek i podawaj.

Odżywianie: Kalorie 225, Tłuszcz 9,7, Błonnik 5,1, Węglowodany 11,4, Białko 4,5

łódeczki z awokado

Czas przygotowania: 5 minut.
Czas przygotowania: 10 minut.
Porcje: 4

Składniki:
- 2 awokado, obrane, wypestkowane i pokrojone w kostkę
- 1 łyżka oleju z awokado
- 1 łyżka soku z limonki
- 1 łyżeczka mielonej kolendry

Adresy:
1. Rozłóż plasterki awokado na wyłożonej papierem blasze do pieczenia, dodaj olej i pozostałe składniki, wymieszaj i piecz w temperaturze 300 stopni F przez 10 minut.
2. Rozlać do pucharków i podawać jako przekąskę.

Odżywianie: Kalorie 212, Tłuszcz 20,1, Błonnik 6,9, Węglowodany 9,8, Białko 2

dip cytrynowy

Czas przygotowania: 4 minuty.
Czas przygotowania: 0 minut.
Porcje: 4

Składniki:
- 1 szklanka niskotłuszczowego serka śmietankowego
- czarny pieprz do smaku
- ½ szklanki soku z cytryny
- 1 łyżka posiekanej kolendry
- 3 ząbki czosnku, posiekane

Adresy:
1. W robocie kuchennym wymieszaj serek śmietankowy z sokiem z cytryny i pozostałymi składnikami, dobrze zmiksuj, rozłóż do misek i podawaj.

Odżywianie: kalorie 213, tłuszcz 20,5, błonnik 0,2, węglowodany 2,8, białko 4,8

dip ze słodkich ziemniaków

Czas przygotowania: 10 minut.
Czas przygotowania: 40 minut.
Porcje: 4

Składniki:
- 1 szklanka słodkich ziemniaków, obranych i pokrojonych w kostkę
- 1 łyżka bulionu warzywnego o niskiej zawartości sodu
- spray do gotowania
- 2 łyżki kremu kokosowego
- 2 łyżeczki suszonego rozmarynu
- czarny pieprz do smaku

Adresy:
1. Połącz ziemniaki w naczyniu do pieczenia z bulionem i pozostałymi składnikami, wymieszaj, piecz w temperaturze 365 stopni F przez 40 minut, przełóż do blendera, dobrze zmiksuj, podziel do małych misek i podawaj

Odżywianie: kalorie 65, tłuszcz 2,1, błonnik 2, węglowodany 11,3, białko 0,8

Dip fasolowy

Czas przygotowania: 5 minut.
Czas przygotowania: 0 minut.
Porcje: 4

Składniki:
- 1 szklanka czarnej fasoli z puszki, bez dodatku soli, odsączonej
- 1 szklanka fasoli z puszki, bez dodatku soli, odsączonej
- 1 łyżeczka octu balsamicznego
- 1 szklanka pokrojonych w kostkę pomidorków koktajlowych
- 1 łyżka oliwy z oliwek
- 2 szalotki, posiekane

Adresy:
1. W misce wymieszaj fasolę z octem i pozostałymi składnikami, wymieszaj i podawaj jako przekąskę na imprezę.

Odżywianie: Kalorie 362, tłuszcz 4,8, błonnik 14,9, węglowodany 61, białko 21,4

Dip z zielonej fasolki

Czas przygotowania: 10 minut.
Czas przygotowania: 10 minut.
Porcje: 4

Składniki:

- 1 funt zielonej fasolki, przyciętej i przekrojonej na pół
- 1 łyżka oliwy z oliwek
- 2 łyżeczki kaparów, odsączonych
- 6 uncji zielonych oliwek, wypestkowanych i pokrojonych w plasterki
- 4 ząbki czosnku, posiekane
- 1 łyżka soku z limonki
- 1 łyżka posiekanego oregano
- czarny pieprz do smaku

Adresy:

1. Rozgrzej patelnię z olejem na średnim ogniu, dodaj czosnek i fasolkę szparagową, wymieszaj i smaż przez 3 minuty.
2. Dodać resztę składników, wymieszać, gotować kolejne 7 minut, rozłożyć do małych filiżanek i podawać na zimno.

Odżywianie: kalorie 111, tłuszcz 6,7, błonnik 5,6, węglowodany 13,2, białko 2,9

Krem marchewkowy

Czas przygotowania: 10 minut.
Czas przygotowania: 30 minut.
Porcje: 4

Składniki:
- 1 funt marchewki, obranej i posiekanej
- ½ szklanki posiekanych orzechów włoskich
- 2 szklanki bulionu warzywnego o niskiej zawartości sodu
- 1 szklanka kremu kokosowego
- 1 łyżka posiekanego rozmarynu
- 1 łyżeczka czosnku w proszku
- ¼ łyżeczki wędzonej papryki

Adresy:
1. Marchewkę wymieszać z bulionem, orzechami włoskimi i pozostałymi składnikami oprócz śmietany i rozmarynu w małym rondlu, wymieszać, doprowadzić do wrzenia na średnim ogniu, gotować 30 minut, odcedzić i przełożyć do blendera.
2. Dodać śmietanę, dobrze wymieszać, rozłożyć do misek, posypać rozmarynem i podawać.

Odżywianie: kalorie 201, tłuszcz 8,7, błonnik 3,4, węglowodany 7,8, białko 7,7

Keczup

Czas przygotowania: 10 minut.
Czas przygotowania: 10 minut.
Porcje: 4

Składniki:

- 1 funt pomidorów, obranych i posiekanych
- ½ szklanki posiekanego czosnku
- 2 łyżki oliwy z oliwek
- Szczypta czarnego pieprzu
- 2 szalotki, posiekane
- 1 łyżeczka suszonego tymianku

Adresy:

1. Rozgrzej patelnię z oliwą na średnim ogniu, dodaj czosnek i szalotkę, wymieszaj i smaż przez 2 minuty.
2. Dodaj pomidory i pozostałe składniki, gotuj przez kolejne 8 minut i przełóż do blendera.
3. Dobrze zgnieć, podziel do małych kubeczków i podawaj jako przekąskę.

Odżywianie: kalorie 232, tłuszcz 11,3, błonnik 3,9, węglowodany 7,9, białko 4,5

miseczki z łososiem

Czas przygotowania: 10 minut.
Czas przygotowania: 0 minut.
Porcje: 6

Składniki:
- 1 łyżka oleju z awokado
- 1 łyżka octu balsamicznego
- ½ łyżeczki suszonego oregano
- 1 szklanka wędzonego łososia, bez soli, bez kości, bez skóry i pokrojonego w kostkę
- 1 szklanka sosu
- 4 szklanki szpinaku baby

Adresy:
1. W misce wymieszaj łososia z sosem i pozostałymi składnikami, wymieszaj, rozłóż do małych filiżanek i podawaj.

Odżywianie: Kalorie 281, Tłuszcz 14,4, Błonnik 7,4, Węglowodany 18,7, Białko 7,4

Sos pomidorowy i kukurydza

Czas przygotowania: 4 minuty.
Czas przygotowania: 0 minut.
Porcje: 4

Składniki:

- 3 szklanki kukurydzy
- 2 szklanki pokrojonych w kostkę pomidorów
- 2 posiekane zielone cebule
- 2 łyżki oliwy z oliwek
- 1 posiekane czerwone chili
- ½ łyżki posiekanego szczypiorku

Adresy:

1. W salaterce połączyć pomidory z kukurydzą i pozostałymi składnikami, wymieszać i podawać na zimno jako kanapkę.

Odżywianie: Kalorie 178, Tłuszcz 8,6, Błonnik 4,5, Węglowodany 25,9, Białko 4,7

Pieczone grzyby

Czas przygotowania: 10 minut.
Czas przygotowania: 25 minut.
Porcje: 4

Składniki:
- 1 funt małych kapeluszy grzybów
- 2 łyżki oliwy z oliwek
- 1 łyżka posiekanego szczypiorku
- 1 łyżka posiekanego rozmarynu
- czarny pieprz do smaku

Adresy:
1. Pieczarki włóż do brytfanny, dodaj olej i resztę składników, wymieszaj, piecz w temperaturze 400 stopni F przez 25 minut, rozłóż do misek i podawaj jako przekąskę.

Odżywianie: Kalorie 215, Tłuszcz 12,3, Błonnik 6,7, Węglowodany 15,3, Białko 3,5

Rozsiewanie fasoli

Czas przygotowania: 5 minut.
Czas przygotowania: 0 minut.
Porcje: 4

Składniki:
- ½ szklanki kremu kokosowego
- 1 łyżka oliwy z oliwek
- 2 szklanki czarnej fasoli z puszki, bez dodatku soli, odsączonej i opłukanej
- 2 łyżki posiekanej zielonej cebuli

Adresy:
1. Fasolę połączyć ze śmietaną i pozostałymi składnikami w blenderze, dobrze zmiksować, rozłożyć do misek i podawać.

Odżywianie: Kalorie 311, Tłuszcz 13,5, Błonnik 6, Węglowodany 18,0, Białko 8

Sos z kolendry i kopru włoskiego

Czas przygotowania: 5 minut.
Czas przygotowania: 0 minut.
Porcje: 4

Składniki:
- 2 posiekany szczypiorek
- 2 cebule kopru włoskiego, zmiażdżone
- 1 posiekane zielone chili
- 1 posiekany pomidor
- 1 łyżeczka kurkumy w proszku
- 1 łyżeczka soku z limonki
- 2 łyżki posiekanej kolendry
- czarny pieprz do smaku

Adresy:
1. W salaterce wymieszaj koper włoski z cebulą i pozostałymi składnikami, wymieszaj, rozłóż do miseczek i podawaj.

Odżywianie: kalorie 310, tłuszcz 11,5, błonnik 5,1, węglowodany 22,3, białko 6,5

Ukąszenie brukselki

Czas przygotowania: 10 minut.
Czas przygotowania: 25 minut.
Porcje: 4

Składniki:
- 1 funt brukselki, przyciętej i przekrojonej na pół
- 2 łyżki oliwy z oliwek
- 1 łyżka kminku, zmielonego
- 1 szklanka posiekanego koperku
- 2 posiekane ząbki czosnku

Adresy:
1. Na patelni połącz brukselkę z olejem i innymi składnikami, przewróć i piecz w temperaturze 100 stopni F przez 25 minut.
2. Kiełki rozłóż do misek i podawaj jako przekąskę.

Odżywianie: Kalorie 270, Tłuszcz 10,3, Błonnik 5,2, Węglowodany 11,1, Białko 6

Ukąszenia orzechów balsamicznych

Czas przygotowania: 10 minut.
Czas przygotowania: 15 minut.
Porcje: 4

Składniki:
- 2 szklanki orzechów włoskich
- 3 łyżki czerwonego octu
- Odrobina oliwy z oliwek
- Szczypta pieprzu cayenne
- Szczypta płatków czerwonej papryki
- czarny pieprz do smaku

Adresy:
1. Rozłóż orzechy na wyłożonej papierem blasze do pieczenia, dodaj ocet i pozostałe składniki, wymieszaj i piecz w temperaturze 400 stopni F przez 15 minut.
2. Rozłóż orzechy w miskach i podawaj.

Odżywianie: Kalorie 280, Tłuszcz 12,2, Błonnik 2, Węglowodany 15,8, Białko 6

chipsy z rzodkiewki

Czas przygotowania: 10 minut.
Czas przygotowania: 20 minut.
Porcje: 4

Składniki:
- 1 funt rzodkiewek, pokrojonych w cienkie plasterki
- Szczypta kurkumy w proszku
- czarny pieprz do smaku
- 2 łyżki oliwy z oliwek

Adresy:
1. Rozłóż chipsy rzodkiewki na wyłożonej papierem blasze do pieczenia, dodaj olej i pozostałe składniki, wymieszaj i piecz w temperaturze 400 stopni F przez 20 minut.
2. Rozłóż placki do misek i podawaj.

Odżywianie: Kalorie 120, Tłuszcz 8,3, Błonnik 1, Węglowodany 3,8, Białko 6

Sałatka z pora i krewetek

Czas przygotowania: 4 minuty.
Czas przygotowania: 0 minut.
Porcje: 4

Składniki:
- 2 pory, pokrojone w plasterki
- 1 szklanka posiekanej kolendry
- 1 funt krewetek, obranych, oczyszczonych i ugotowanych
- Sok z 1 limonki
- 1 łyżka startej skórki z limonki
- 1 szklanka pomidorków koktajlowych, przekrojonych na połówki
- 2 łyżki oliwy z oliwek
- Sól i czarny pieprz do smaku

Adresy:
1. W salaterce wymieszaj krewetki z porem i pozostałymi składnikami, wymieszaj, rozłóż do małych miseczek i podawaj.

Odżywianie: Kalorie 280, Tłuszcz 9,1, Błonnik 5,2, Węglowodany 12,6, Białko 5

dip z pora

Czas przygotowania: 5 minut.
Czas przygotowania: 0 minut.
Porcje: 4

Składniki:
- 1 łyżka soku z cytryny
- ½ szklanki niskotłuszczowego serka śmietankowego
- 2 łyżki oliwy z oliwek
- czarny pieprz do smaku
- 4 posiekane pory
- 1 łyżka posiekanej kolendry

Adresy:
1. Połącz serek śmietankowy z porami i innymi składnikami w blenderze, dobrze go zmiksuj, rozłóż do misek i podawaj jako dip na imprezę.

Odżywianie: kalorie 300, tłuszcz 12,2, błonnik 7,6, węglowodany 14,7, białko 5,6

Sałatka pieprzowa

Czas przygotowania: 5 minut.
Czas przygotowania: 0 minut.
Porcje: 4

Składniki:
- ½ funta czerwonej papryki, pokrojonej w cienkie paski
- 3 posiekane zielone cebule
- 1 łyżka oliwy z oliwek
- 2 łyżeczki startego imbiru
- ½ łyżeczki suszonego rozmarynu
- 3 łyżki octu balsamicznego

Adresy:
1. W salaterce wymieszaj paprykę z cebulą i pozostałymi składnikami, wymieszaj, rozłóż do małych filiżanek i podawaj.

Odżywianie: Kalorie 160, tłuszcz 6, błonnik 3, węglowodany 10,9, białko 5,2

krem z awokado

Czas przygotowania: 4 minuty.
Czas przygotowania: 0 minut.
Porcje: 4

Składniki:
- 2 łyżki posiekanego koperku
- 1 posiekana szalotka
- 2 posiekane ząbki czosnku
- 2 awokado, obrane, wypestkowane i posiekane
- 1 szklanka kremu kokosowego
- 2 łyżki oliwy z oliwek
- 2 łyżki soku z limonki
- czarny pieprz do smaku

Adresy:
1. Awokado włóż do blendera z szalotką, czosnkiem i pozostałymi składnikami, dobrze wyciśnij, podziel do miseczek i podawaj jako przekąskę.

Odżywianie: Kalorie 300, Tłuszcz 22,3, Błonnik 6,4, Węglowodany 42, Białko 8,9

sos kukurydziany

Czas przygotowania: 30 minut.
Czas przygotowania: 0 minut.
Porcje: 4

Składniki:
- Szczypta pieprzu cayenne
- Szczypta czarnego pieprzu
- 2 szklanki kukurydzy
- 1 szklanka kremu kokosowego
- 2 łyżki soku z cytryny
- 2 łyżki oleju z awokado

Adresy:
1. Połącz kukurydzę ze śmietaną i innymi składnikami w blenderze, dobrze zmiksuj, rozłóż do misek i podawaj jako dip na imprezę.

Odżywianie: Kalorie 215, Tłuszcz 16,2, Błonnik 3,8, Węglowodany 18,4, Białko 4

słupki fasoli

Czas przygotowania: 2 godziny.
Czas przygotowania: 0 minut.
Porcje: 12

Składniki:

- 1 szklanka czarnej fasoli z puszki, bez dodatku soli, odsączonej
- 1 szklanka płatków kokosowych, niesłodzonych
- 1 szklanka odtłuszczonego masła
- ½ szklanki nasion chia
- ½ szklanki kremu kokosowego

Adresy:

1. W blenderze wymieszaj fasolę z płatkami kokosowymi i pozostałymi składnikami, dobrze zmiksuj, rozłóż w kwadratowy kształt, odciśnij, przechowuj w lodówce przez 2 godziny, pokrój w średniej wielkości batony i podawaj.

Odżywianie: Kalorie 141, Tłuszcz 7, Błonnik 5, Węglowodany 16,2, Białko 5

Mieszanka pestek dyni i chipsów jabłkowych

Czas przygotowania: 10 minut.
Czas przygotowania: 2 godziny.
Porcje: 4

Składniki:
- spray do gotowania
- 2 łyżeczki mielonej gałki muszkatołowej
- 1 szklanka pestek dyni
- 2 jabłka, wydrążone i pokrojone w cienkie plasterki

Adresy:
1. Ułóż pestki dyni i chipsy jabłkowe na wyłożonej papierem blasze do pieczenia, posyp całość gałką muszkatołową, posmaruj sprayem, włóż do piekarnika i piecz w temperaturze 300 stopni F przez 2 godziny.
2. Rozłóż do misek i podawaj jako przekąskę.

Odżywianie: Kalorie 80, Tłuszcz 0, Błonnik 3, Węglowodany 7, Białko 4

Dip pomidorowo-jogurtowy

Czas przygotowania: 5 minut.
Czas przygotowania: 0 minut.
Porcje: 4

Składniki:
- 2 szklanki beztłuszczowego jogurtu greckiego
- 1 łyżka posiekanej natki pietruszki
- ¼ szklanki pomidorów z puszki, bez dodatku soli, posiekanych
- 2 łyżki posiekanego szczypiorku
- czarny pieprz do smaku

Adresy:
1. W misce wymieszaj jogurt z natką pietruszki i pozostałymi składnikami, dobrze wymieszaj, podziel do małych miseczek i podawaj jako sos na imprezę.

Odżywianie: Kalorie 78, Tłuszcze 0, Błonnik 0,2, Węglowodany 10,6, Białko 8,2

Miseczki z burakami cayenne

Czas przygotowania: 10 minut.
Czas przygotowania: 35 minut.
Porcje: 2

Składniki:
- 1 łyżeczka pieprzu cayenne
- 2 buraki, obrane i pokrojone w kostkę
- 1 łyżeczka suszonego rozmarynu
- 1 łyżka oliwy z oliwek
- 2 łyżeczki soku z limonki

Adresy:
1. Na patelni połącz buraki z cayenne i pozostałymi składnikami, wymieszaj, włóż do piekarnika, piecz w temperaturze 150 stopni F przez 35 minut, rozłóż do małych misek i podawaj jako przekąskę.

Odżywianie: Kalorie 170, Tłuszcz 12,2, Błonnik 7, Węglowodany 15,1, Białko 6

Miski z orzechem włoskim i pekanem

Czas przygotowania: 10 minut.
Czas przygotowania: 10 minut.
Porcje: 4

Składniki:
- 2 szklanki orzechów włoskich
- 1 szklanka posiekanych orzechów włoskich
- 1 łyżeczka oleju z awokado
- ½ łyżeczki słodkiej papryki

Adresy:
1. Rozłóż winogrona i orzechy włoskie na wyłożonej papierem blasze, dodaj olej i paprykę, wymieszaj i piecz w temperaturze 400 stopni F przez 10 minut.
2. Rozłóż do misek i podawaj jako przekąskę.

Odżywianie: Kalorie 220, Tłuszcz 12,4, Błonnik 3, Węglowodany 12,9, Białko 5,6

Muffinki z łososiem i pietruszką

Czas przygotowania: 10 minut.
Czas przygotowania: 25 minut.
Porcje: 4

Składniki:
- 1 szklanka startego niskotłuszczowego sera mozzarella
- 8 uncji wędzonego łososia, bez skóry, bez kości i posiekanego
- 1 szklanka mąki migdałowej
- 1 ubite jajko
- 1 łyżeczka suszonej pietruszki
- 1 posiekany ząbek czosnku
- czarny pieprz do smaku
- spray do gotowania

Adresy:
1. Połącz łososia z mozzarellą i wszystkimi pozostałymi składnikami z wyjątkiem sprayu kuchennego w misce i dobrze wymieszaj.
2. Rozłóż tę mieszaninę na blaszce do muffinów nasmarowanej sprayem do gotowania, piecz w piekarniku w temperaturze 375 stopni F przez 25 minut i podawaj jako przekąskę.

Odżywianie: Kalorie 273, Tłuszcz 17, Błonnik 3,5, Węglowodany 6,9, Białko 21,8

Piłki do squasha

Czas przygotowania: 10 minut.
Czas przygotowania: 20 minut.
Porcje: 8

Składniki:
- Odrobina oliwy z oliwek
- 1 duża dynia, obrana i posiekana
- 2 łyżki posiekanej kolendry
- 2 ubite jajka
- ½ szklanki mąki pełnoziarnistej
- czarny pieprz do smaku
- 2 szalotki, posiekane
- 2 posiekane ząbki czosnku

Adresy:
1. W misce wymieszaj dynię z kolendrą i pozostałymi składnikami oprócz oleju, dobrze wymieszaj i z tej mieszanki uformuj średnie kulki.
2. Ułóż je na wyłożonej papierem blasze do pieczenia, posmaruj olejem, piecz w temperaturze 400 stopni F przez 10 minut z każdej strony, podziel do misek i podawaj.

Odżywianie: Kalorie 78, tłuszcz 3, błonnik 0,9, węglowodany 10,8, białko 2,7

Miseczki cebulowe z serem perłowym

Czas przygotowania: 10 minut.
Czas przygotowania: 30 minut.
Porcje: 8

Składniki:
- 20 obranych białych cebul
- 3 łyżki posiekanej natki pietruszki
- 1 łyżka posiekanego szczypiorku
- czarny pieprz do smaku
- 1 szklanka odtłuszczonej mozzarelli, posiekanej
- 1 łyżka oliwy z oliwek

Adresy:
1. Na wyłożoną papierem blachę do pieczenia rozłóż cebulę perłową, dodaj olej, pietruszkę, szczypiorek i czarny pieprz, wymieszaj.
2. Posyp mozzarellą na wierzchu, piecz w temperaturze 390 stopni F przez 30 minut, rozłóż pomiędzy miskami i podawaj schłodzone jako przekąskę.

Odżywianie: kalorie 136, tłuszcz 2,7, błonnik 6, węglowodany 25,9, białko 4,1

batoniki brokułowe

Czas przygotowania: 10 minut.
Czas przygotowania: 25 minut.
Porcje: 8

Składniki:
- 1 funt różyczek brokułów, posiekanych
- ½ szklanki startego, niskotłuszczowego sera mozzarella
- 2 ubite jajka
- 1 łyżeczka suszonego oregano
- 1 łyżeczka suszonej bazylii
- czarny pieprz do smaku

Adresy:
1. W misce wymieszaj brokuły z serem i pozostałymi składnikami, dobrze wymieszaj, rozłóż na prostokątny kształt i mocno dociśnij do dna.
2. Wstawić do piekarnika nagrzanego do 380 stopni F, piec przez 25 minut, pokroić w batoniki i podawać na zimno.

Odżywianie: kalorie 46, tłuszcz 1,3, błonnik 1,8, węglowodany 4,2, białko 5

Sos ananasowo-pomidorowy

Czas przygotowania: 10 minut.
Czas przygotowania: 40 minut.
Porcje: 4

Składniki:
- 20-uncjowa puszka ananasa, odsączona i pokrojona w kostkę
- 1 szklanka pokrojonych w kostkę suszonych pomidorów
- 1 łyżka posiekanej bazylii
- 1 łyżka oleju z awokado
- 1 łyżeczka soku z limonki
- 1 szklanka czarnych oliwek, wypestkowanych i pokrojonych w plasterki
- czarny pieprz do smaku

Adresy:
1. W misce połącz kostki ananasa z pomidorami i pozostałymi składnikami, wymieszaj, podziel do mniejszych miseczek i podawaj jako przekąskę.

Odżywianie: Kalorie 125, Tłuszcz 4,3, Błonnik 3,8, Węglowodany 23,6, Białko 1,5

Mieszanka indyka i karczocha

Czas przygotowania: 5 minut.
Czas przygotowania: 25 minut.
Porcje: 4

Składniki:
- 2 łyżki oliwy z oliwek
- 1 pierś z indyka, bez skóry i kości, pokrojona w plasterki
- Szczypta czarnego pieprzu
- 1 łyżka posiekanej bazylii
- 3 ząbki czosnku, posiekane
- 14 uncji karczochów konserwowych, bez dodatku soli, posiekanych
- 1 szklanka kremu kokosowego
- ¾ szklanki odtłuszczonej mozzarelli, posiekanej

Adresy:
1. Rozgrzej patelnię z olejem na średnim ogniu, dodaj mięso, czosnek i czarny pieprz, wymieszaj i smaż przez 5 minut.
2. Dodać pozostałe składniki oprócz sera, wymieszać i gotować na średnim ogniu przez 15 minut.
3. Posypać serem, smażyć kolejne 5 minut, rozłożyć na talerze i podawać.

Odżywianie: Kalorie 300, Tłuszcz 22,2, Błonnik 7,2, Węglowodany 16,5, Białko 13,6

mieszanka indyka z oregano

Czas przygotowania: 10 minut.
Czas przygotowania: 30 minut.
Porcje: 4

Składniki:
- 2 łyżki oleju z awokado
- 1 czerwona cebula, posiekana
- 2 posiekane ząbki czosnku
- Szczypta czarnego pieprzu
- 1 łyżka posiekanego oregano
- 1 duża pierś z indyka, bez skóry i kości, pokrojona w kostkę
- 1 i ½ dl bulionu wołowego o niskiej zawartości sodu
- 1 łyżka posiekanego szczypiorku

Adresy:
1. Rozgrzej patelnię z olejem na średnim ogniu, dodaj cebulę, wymieszaj i smaż przez 3 minuty.
2. Dodać czosnek i mięso, wymieszać i smażyć kolejne 3 minuty.
3. Dodać resztę składników, wymieszać, gotować wszystko na średnim ogniu przez 25 minut, rozłożyć na talerze i podawać.

Odżywianie: kalorie 76, tłuszcz 2,1, błonnik 1,7, węglowodany 6,4, białko 8,3

pomarańczowy kurczak

Czas przygotowania: 10 minut.
Czas przygotowania: 35 minut.
Porcje: 4

Składniki:
- 1 łyżka oleju z awokado
- 1 funt piersi z kurczaka, bez skóry i kości, przekrojona na pół
- 2 posiekane ząbki czosnku
- 2 szalotki, posiekane
- ½ szklanki soku pomarańczowego
- 1 łyżka skórki pomarańczowej
- 3 łyżki octu balsamicznego
- 1 łyżeczka posiekanego rozmarynu

Adresy:
1. Rozgrzej patelnię z oliwą na średnim ogniu, dodaj szalotkę i czosnek, wymieszaj i smaż przez 2 minuty.
2. Dodać mięso, delikatnie wymieszać i smażyć kolejne 3 minuty.
3. Dodać resztę składników, wymieszać, wstawić blachę do piekarnika i piec w temperaturze 340 stopni F przez 30 minut.
4. Podzielić na talerze i podawać.

Odżywianie: Kalorie 159, Tłuszcz 3,4, Błonnik 0,5, Węglowodany 5,4, Białko 24,6

Indyk czosnkowy i grzyby

Czas przygotowania: 10 minut.
Czas przygotowania: 40 minut.
Porcje: 4

Składniki:

- 1 pierś z indyka, bez kości, bez skóry i pokrojona w kostkę
- ½ funta białych grzybów, przekrojonych na połówki
- 1/3 szklanki aminokwasów kokosowych
- 2 posiekane ząbki czosnku
- 2 łyżki oliwy z oliwek
- Szczypta czarnego pieprzu
- 2 posiekane zielone cebule
- 3 łyżki sosu czosnkowego
- 1 łyżka posiekanego rozmarynu

Adresy:

1. Rozgrzej patelnię z oliwą na średnim ogniu, dodaj szczypiorek, sos czosnkowy i czosnek i smaż przez 5 minut.
2. Dodaj mięso i smaż przez kolejne 5 minut.
3. Dodaj resztę składników, włóż do piekarnika i piecz w temperaturze 390 stopni F przez 30 minut.
4. Rozłóż mieszaninę pomiędzy talerzami i podawaj.

Odżywianie: Kalorie 154, tłuszcz 8,1, błonnik 1,5, węglowodany 11,5, białko 9,8

Patelnia z kurczakiem i oliwkami

Czas przygotowania: 10 minut.
Czas przygotowania: 25 minut.
Porcje: 4

Składniki:
- 1 funt piersi kurczaka, bez skóry, bez kości i pokrojony w kostkę
- Szczypta czarnego pieprzu
- 1 łyżka oleju z awokado
- 1 czerwona cebula, posiekana
- 1 szklanka mleka kokosowego
- 1 łyżka soku z cytryny
- 1 szklanka oliwek kalamata, wypestkowanych i pokrojonych w plasterki
- ¼ szklanki posiekanej kolendry

Adresy:
1. Rozgrzej patelnię z olejem na średnim ogniu, dodaj cebulę i mięso i smaż przez 5 minut.
2. Dodać pozostałe składniki, wymieszać, doprowadzić do wrzenia i gotować na średnim ogniu przez kolejne 20 minut.
3. Podzielić na talerze i podawać.

Odżywianie: Kalorie 409, Tłuszcz 26,8, Błonnik 3,2, Węglowodany 8,3, Białko 34,9

Mieszanka balsamiczna z indykiem i brzoskwiniami

Czas przygotowania: 10 minut.
Czas przygotowania: 25 minut.
Porcje: 4

Składniki:
- 1 łyżka oleju z awokado
- 1 pierś z indyka, bez skóry i kości, pokrojona w plasterki
- Szczypta czarnego pieprzu
- 1 posiekana żółta cebula
- 4 brzoskwinie, wypestkowane i pokrojone w kostkę
- ¼ szklanki octu balsamicznego
- 2 łyżki posiekanego szczypiorku

Adresy:
1. Rozgrzej patelnię z olejem na średnim ogniu, dodaj mięso i cebulę, wymieszaj i smaż przez 5 minut.
2. Dodać resztę składników oprócz szczypiorku, delikatnie wymieszać i piec w temperaturze 390 stopni F przez 20 minut.
3. Rozłóż wszystko pomiędzy talerze i podawaj posypane szczypiorkiem.

Odżywianie: kalorie 123, tłuszcz 1,6, błonnik 3,3, węglowodany 18,8, białko 9,1

Kokosowy kurczak i szpinak

Czas przygotowania: 10 minut.
Czas przygotowania: 25 minut.
Porcje: 4

Składniki:
- 1 łyżka oleju z awokado
- 1 funt piersi kurczaka, bez skóry, bez kości i pokrojony w kostkę
- ½ łyżeczki suszonej bazylii
- Szczypta czarnego pieprzu
- ¼ szklanki bulionu warzywnego o niskiej zawartości sodu
- 2 szklanki szpinaku baby
- 2 szalotki, posiekane
- 2 posiekane ząbki czosnku
- ½ łyżeczki słodkiej papryki
- 2/3 szklanki kremu kokosowego
- 2 łyżki posiekanej kolendry

Adresy:
1. Rozgrzej patelnię z olejem na średnim ogniu, dodaj mięso, bazylię i czarny pieprz i smaż przez 5 minut.
2. Dodaj szalotkę i czosnek i smaż przez kolejne 5 minut.
3. Dodać pozostałe składniki, wymieszać, doprowadzić do wrzenia i gotować na średnim ogniu przez kolejne 15 minut.
4. Rozłóż pomiędzy talerzami i podawaj na ciepło.

Odżywianie: Kalorie 237, Tłuszcz 12,9, Błonnik 1,6, Węglowodany 4,7, Białko 25,8

Wymieszaj kurczaka i szparagi

Czas przygotowania: 10 minut.
Czas przygotowania: 25 minut.
Porcje: 4

Składniki:
- 2 piersi z kurczaka, bez skóry i kości, pokrojone w kostkę
- 2 łyżki oleju z awokado
- 2 posiekany szczypiorek
- 1 pęczek szparagów, pokrojony na pół
- ½ łyżeczki słodkiej papryki
- Szczypta czarnego pieprzu
- 14 uncji pomidorów z puszki, bez dodatku soli, odsączonych i posiekanych

Adresy:
1. Rozgrzej patelnię z olejem na średnim ogniu, dodaj mięso i szczypiorek, wymieszaj i smaż przez 5 minut.
2. Dodać szparagi i pozostałe składniki, wymieszać, przykryć patelnię i dusić na średnim ogniu przez 20 minut.
3. Rozłóż wszystko pomiędzy talerze i podawaj.

Odżywianie: Kalorie 171, Tłuszcz 6,4, Błonnik 2,6, Węglowodany 6,4, Białko 22,2

Kremowy indyk i brokuły

Czas przygotowania: 10 minut.
Czas przygotowania: 25 minut.
Porcje: 4

Składniki:
- 1 łyżka oliwy z oliwek
- 1 duża pierś z indyka, bez skóry i kości, pokrojona w kostkę
- 2 szklanki różyczek brokułów
- 2 szalotki, posiekane
- 2 posiekane ząbki czosnku
- 1 łyżka posiekanej bazylii
- 1 łyżka posiekanej kolendry
- ½ szklanki kremu kokosowego

Adresy:
1. Rozgrzej patelnię z olejem na średnim ogniu, dodaj mięso, szalotkę i czosnek, wymieszaj i smaż przez 5 minut.
2. Dodać brokuły i pozostałe składniki, wszystko wymieszać, gotować 20 minut na średnim ogniu, rozłożyć na talerze i podawać.

Odżywianie: Kalorie 165, Tłuszcz 11,5, Błonnik 2,1, Węglowodany 7,9, Białko 9,6

Mieszanka zielonej fasolki z kurczakiem i koperkiem

Czas przygotowania: 10 minut.
Czas przygotowania: 25 minut.
Porcje: 4

Składniki:
- 2 łyżki oliwy z oliwek
- 10 uncji zielonej fasoli, przyciętej i przekrojonej na pół
- 1 posiekana żółta cebula
- 1 łyżka posiekanego koperku
- 2 piersi z kurczaka, bez skóry i kości, przekrojone na pół
- 2 szklanki sosu pomidorowego bez dodatku soli
- ½ łyżeczki płatków czerwonej papryki, pokruszonych

Adresy:
1. Rozgrzej patelnię z olejem na średnim ogniu, dodaj cebulę i mięso i smaż przez 2 minuty z każdej strony.
2. Dodaj fasolkę szparagową i pozostałe składniki, wymieszaj, włóż do piekarnika i piecz w temperaturze 380 stopni F przez 20 minut.
3. Podzielić na talerze i natychmiast podawać.

Odżywianie: Kalorie 391, Tłuszcz 17,8, Błonnik 5, Węglowodany 14,8, Białko 43,9

cukinia z kurczakiem i chilli

Czas przygotowania: 5 minut.
Czas przygotowania: 25 minut.
Porcje: 4

Składniki:
- 1 funt piersi kurczaka, bez skóry, bez kości i pokrojony w kostkę
- 1 szklanka bulionu z kurczaka o niskiej zawartości sodu
- 2 cukinie, pokrojone w kostkę
- 1 łyżka oliwy z oliwek
- 1 szklanka pomidorów z puszki, bez dodatku soli, posiekanych
- 1 posiekana żółta cebula
- 1 łyżeczka chili w proszku
- 1 łyżka posiekanej kolendry

Adresy:
1. Rozgrzej patelnię z olejem na średnim ogniu, dodaj mięso i cebulę, wymieszaj i smaż przez 5 minut.
2. Dodać cukinię i resztę składników, delikatnie wymieszać, zmniejszyć ogień do średniego i gotować przez 20 minut.
3. Rozłóż wszystko pomiędzy talerze i podawaj.

Odżywianie: Kalorie 284, Tłuszcz 12,3, Błonnik 2,4, Węglowodany 8, Białko 35

Mieszanka kurczaka z awokado

Czas przygotowania: 10 minut.
Czas przygotowania: 20 minut.
Porcje: 4

Składniki:
- 2 piersi z kurczaka, bez skóry i kości, przekrojone na pół
- Sok z ½ cytryny
- 2 łyżki oliwy z oliwek
- 2 posiekane ząbki czosnku
- ½ szklanki bulionu warzywnego o niskiej zawartości sodu
- 1 awokado, obrane, wypestkowane i pokrojone w kostkę
- Szczypta czarnego pieprzu

Adresy:
1. Rozgrzej patelnię z olejem na średnim ogniu, dodaj czosnek i mięso i smaż przez 2 minuty z każdej strony.
2. Dodać sok z cytryny i pozostałe składniki, doprowadzić do wrzenia i gotować na średnim ogniu przez 15 minut.
3. Rozłóż całą mieszaninę na talerzach i podawaj.

Odżywianie: Kalorie 436, Tłuszcz 27,3, Błonnik 3,6, Węglowodany 5,6, Białko 41,8

Turcja i Bok Choy

Czas przygotowania: 10 minut.
Czas przygotowania: 20 minut.
Porcje: 4

Składniki:
- 1 pierś z indyka, bez kości, bez skóry i pokrojona w kostkę
- 2 posiekany szczypiorek
- 1 funt bok choy, rozdrobniony
- 2 łyżki oliwy z oliwek
- ½ łyżeczki startego imbiru
- Szczypta czarnego pieprzu
- ½ szklanki bulionu warzywnego o niskiej zawartości sodu

Adresy:
1. Rozgrzej patelnię z olejem na średnim ogniu, dodaj cebulę dymkę i imbir i smaż przez 2 minuty.
2. Dodaj mięso i smaż przez kolejne 5 minut.
3. Dodać resztę składników, wymieszać, dusić kolejne 13 minut, rozłożyć na talerze i podawać.

Odżywianie: kalorie 125, tłuszcz 8, błonnik 1,7, węglowodany 5,5, białko 9,3

Mieszanka kurczaka z czerwoną cebulą

Czas przygotowania: 10 minut.
Czas przygotowania: 25 minut.
Porcje: 4

Składniki:
- 2 piersi z kurczaka, bez skóry i kości, pokrojone w kostkę
- 3 czerwone cebule, pokrojone w plasterki
- 2 łyżki oliwy z oliwek
- 1 szklanka bulionu warzywnego o niskiej zawartości sodu
- Szczypta czarnego pieprzu
- 1 łyżka posiekanej kolendry
- 1 łyżka posiekanego szczypiorku

Adresy:
1. Rozgrzej patelnię z oliwą na średnim ogniu, dodaj cebulę i szczyptę czarnego pieprzu i smaż przez 10 minut, regularnie mieszając.
2. Dodaj kurczaka i smaż przez kolejne 3 minuty.
3. Dodać pozostałe składniki, doprowadzić do wrzenia i gotować na średnim ogniu jeszcze przez 12 minut.
4. Rozłóż mieszaninę kurczaka i cebuli na talerzach i podawaj.

Odżywianie: kalorie 364, tłuszcz 17,5, błonnik 2,1, węglowodany 8,8, białko 41,7

Ryż i Gorący Indyk

Czas przygotowania: 10 minut.
Czas przygotowania: 42 minuty.
Porcje: 4

Składniki:
- 1 pierś z indyka, bez skóry i kości, pokrojona w kostkę
- 1 szklanka białego ryżu
- 2 szklanki bulionu warzywnego o niskiej zawartości sodu
- 1 łyżeczka ostrej papryki
- 2 małe chili serrano, posiekane
- 2 posiekane ząbki czosnku
- 2 łyżki oliwy z oliwek
- ½ posiekanej czerwonej papryki
- Szczypta czarnego pieprzu

Adresy:
1. Rozgrzej patelnię z olejem na średnim ogniu, dodaj chili serrano i czosnek i smaż przez 2 minuty.
2. Dodać mięso i smażyć przez 5 minut.
3. Dodać ryż i pozostałe składniki, doprowadzić do wrzenia i gotować na średnim ogniu przez 35 minut.
4. Mieszamy, rozdzielamy na talerze i podajemy.

Odżywianie: kalorie 271, tłuszcz 7,7, błonnik 1,7, węglowodany 42, białko 7,8

Kurczak i por cytrynowy

Czas przygotowania: 10 minut.
Czas przygotowania: 40 minut.
Porcje: 4

Składniki:
- 1 funt piersi kurczaka, bez skóry, bez kości i pokrojony w kostkę
- Szczypta czarnego pieprzu
- 2 łyżki oleju z awokado
- 1 łyżka sosu pomidorowego, bez dodatku soli
- 1 szklanka bulionu warzywnego o niskiej zawartości sodu
- 4 pory, posiekane
- ½ szklanki soku z cytryny

Adresy:
1. Rozgrzej patelnię z oliwą na średnim ogniu, dodaj pory, wymieszaj i smaż przez 10 minut.
2. Dodać kurczaka i pozostałe składniki, wymieszać, smażyć na średnim ogniu przez kolejne 20 minut, rozłożyć na talerze i podawać.

Odżywianie: kalorie 199, tłuszcz 13,3, błonnik 5, węglowodany 7,6, białko 17,4

Indyk z mieszanką kapusty włoskiej

Czas przygotowania: 10 minut.
Czas przygotowania: 35 minut.
Porcje: 4

Składniki:
- 1 duża pierś z indyka, bez skóry i kości, pokrojona w kostkę
- 1 szklanka bulionu z kurczaka o niskiej zawartości sodu
- 1 łyżka roztopionego oleju kokosowego
- 1 kapusta włoska, posiekana
- 1 łyżeczka chili w proszku
- 1 łyżeczka słodkiej papryki
- 1 posiekany ząbek czosnku
- 1 posiekana żółta cebula
- Szczypta soli i czarnego pieprzu.

Adresy:
1. Rozgrzej patelnię z olejem na średnim ogniu, dodaj mięso i smaż przez 5 minut.
2. Dodać czosnek i cebulę, wymieszać i smażyć kolejne 5 minut.
3. Dodać kapustę i pozostałe składniki, wymieszać, doprowadzić do wrzenia i gotować na średnim ogniu przez 25 minut.
4. Rozłóż wszystko pomiędzy talerze i podawaj.

Odżywianie: Kalorie 299, Tłuszcz 14,5, Błonnik 5, Węglowodany 8,8, Białko 12,6

Kurczak ze szczypiorkiem paprykowym

Czas przygotowania: 10 minut.
Czas przygotowania: 30 minut.
Porcje: 4

Składniki:
- 1 funt piersi kurczaka, bez skóry, bez kości i pokrojony w plasterki
- 4 posiekany szczypiorek
- 1 łyżka oliwy z oliwek
- 1 łyżka słodkiej papryki
- 1 szklanka bulionu z kurczaka o niskiej zawartości sodu
- 1 łyżka startego imbiru
- 1 łyżeczka suszonego oregano
- 1 łyżeczka kminku, mielonego
- 1 łyżeczka ziela angielskiego, mielonego
- ½ szklanki posiekanej kolendry
- Szczypta czarnego pieprzu

Adresy:
1. Rozgrzej patelnię z olejem na średnim ogniu, dodaj dymkę i mięso i smaż przez 5 minut.
2. Dodać resztę składników, wymieszać, wstawić do piekarnika i piec w temperaturze 390 stopni F przez 25 minut.
3. Rozłóż mieszaninę kurczaka i cebuli na talerzach i podawaj.

Odżywianie: Kalorie 295, Tłuszcz 12,5, Błonnik 6,9, Węglowodany 22,4, Białko 15,6

Sos z kurczakiem i musztardą

Czas przygotowania: 10 minut.
Czas przygotowania: 35 minut.
Porcje: 4

Składniki:
- 1 funt udek z kurczaka, bez kości i skóry
- 1 łyżka oleju z awokado
- 2 łyżki musztardy
- 1 posiekana szalotka
- 1 szklanka bulionu z kurczaka o niskiej zawartości sodu
- Szczypta soli i czarnego pieprzu.
- 3 ząbki czosnku, posiekane
- ½ łyżeczki suszonej bazylii

Adresy:
1. Rozgrzej patelnię z olejem na średnim ogniu, dodaj szalotkę, czosnek i kurczaka i smaż wszystko przez 5 minut.
2. Dodać musztardę i resztę składników, delikatnie wymieszać, doprowadzić do wrzenia i gotować na średnim ogniu przez 30 minut.
3. Rozłóż wszystko pomiędzy talerze i podawaj na ciepło.

Odżywianie: Kalorie 299, Tłuszcz 15,5, Błonnik 6,6, Węglowodany 30,3, Białko 12,5

Mieszanka selera z kurczakiem

Czas przygotowania: 10 minut.
Czas przygotowania: 35 minut.
Porcje: 4

Składniki:
- Szczypta czarnego pieprzu
- 2 funty piersi z kurczaka, bez skóry, bez kości i pokrojonej w kostkę
- 2 łyżki oliwy z oliwek
- 1 szklanka posiekanego selera
- 3 ząbki czosnku, posiekane
- 1 chili poblano, posiekane
- 1 szklanka bulionu warzywnego o niskiej zawartości sodu
- 1 łyżeczka chili w proszku
- 2 łyżki posiekanego szczypiorku

Adresy:
1. Rozgrzej patelnię z oliwą na średnim ogniu, dodaj czosnek, seler i papryczkę poblano, wymieszaj i smaż przez 5 minut.
2. Dodać mięso, wymieszać i smażyć kolejne 5 minut.
3. Dodać pozostałe składniki oprócz szczypiorku, doprowadzić do wrzenia i gotować na średnim ogniu jeszcze przez 25 minut.
4. Całość rozłóż na talerze i podawaj posypaną szczypiorkiem.

Odżywianie: Kalorie 305, Tłuszcz 18, Błonnik 13,4, Węglowodany 22,5, Białko 6

Indyk cytrynowy z młodymi ziemniakami

Czas przygotowania: 10 minut.
Czas przygotowania: 40 minut.
Porcje: 4

Składniki:
- 1 pierś z indyka, bez skóry i kości, pokrojona w plasterki
- 2 łyżki oliwy z oliwek
- 1 funt młodych ziemniaków, obranych i przekrojonych na pół
- 1 łyżka słodkiej papryki
- 1 posiekana żółta cebula
- 1 łyżeczka chili w proszku
- 1 łyżeczka suszonego rozmarynu
- 2 szklanki bulionu z kurczaka o niskiej zawartości sodu
- Szczypta czarnego pieprzu
- Skórka otarta z 1 limonki
- 1 łyżka soku z limonki
- 1 łyżka posiekanej kolendry

Adresy:
1. Rozgrzej patelnię z olejem na średnim ogniu, dodaj cebulę, proszek chili i rozmaryn, wymieszaj i smaż przez 5 minut.
2. Dodaj mięso i smaż przez kolejne 5 minut.
3. Dodać ziemniaki i resztę składników oprócz kolendry, delikatnie wymieszać, doprowadzić do wrzenia i gotować na średnim ogniu przez 30 minut.
4. Rozłóż mieszaninę pomiędzy talerzami i podawaj z posypaną kolendrą.

Odżywianie: kalorie 345, tłuszcz 22,2, błonnik 12,3, węglowodany 34,5, białko 16,4

Kurczak z musztardą

Czas przygotowania: 10 minut.
Czas przygotowania: 25 minut.
Porcje: 4

Składniki:
- 2 piersi z kurczaka, bez skóry i kości, pokrojone w kostkę
- 3 szklanki musztardy
- 1 szklanka pomidorów z puszki, bez dodatku soli, posiekanych
- 1 czerwona cebula, posiekana
- 2 łyżki oleju z awokado
- 1 łyżeczka suszonego oregano
- 2 posiekane ząbki czosnku
- 1 łyżka posiekanego szczypiorku
- 1 łyżka octu balsamicznego
- Szczypta czarnego pieprzu

Adresy:
1. Rozgrzej patelnię z oliwą na średnim ogniu, dodaj cebulę i czosnek i smaż przez 5 minut.
2. Dodaj mięso i smaż przez kolejne 5 minut.
3. Dodać warzywa, pomidory i pozostałe składniki, wymieszać, gotować 20 minut na średnim ogniu, rozłożyć na talerze i podawać.

Odżywianie: Kalorie 290, Tłuszcz 12,3, Błonnik 6,7, Węglowodany 22,30, Białko 14,3

Pieczony kurczak i jabłka

Czas przygotowania: 10 minut.
Czas przygotowania: 50 minut.
Porcje: 4

Składniki:
- 2 funty udek z kurczaka, bez kości i skóry
- 2 łyżki oliwy z oliwek
- 2 czerwone cebule, pokrojone w plasterki
- Szczypta czarnego pieprzu
- 1 łyżeczka suszonego tymianku
- 1 łyżeczka suszonej bazylii
- 1 szklanka zielonych jabłek, wydrążonych i pokrojonych w kostkę
- 2 posiekane ząbki czosnku
- 2 szklanki bulionu z kurczaka o niskiej zawartości sodu
- 1 łyżka soku z cytryny
- 1 szklanka posiekanych pomidorów
- 1 łyżka posiekanej kolendry

Adresy:
1. Rozgrzej patelnię z olejem na średnim ogniu, dodaj cebulę i czosnek i smaż przez 5 minut.
2. Dodaj kurczaka i smaż przez kolejne 5 minut.
3. Dodać tymianek, bazylię i pozostałe składniki, delikatnie wymieszać, wstawić do piekarnika i piec w temperaturze 390 stopni F przez 40 minut.
4. Rozłóż mieszaninę kurczaka i jabłka na talerzach i podawaj.

Odżywianie: Kalorie 290, Tłuszcz 12,3, Błonnik 4, Węglowodany 15,7, Białko 10

www.ingramcontent.com/pod-product-compliance
Lightning Source LLC
Chambersburg PA
CBHW070400120526
44590CB00014B/1188